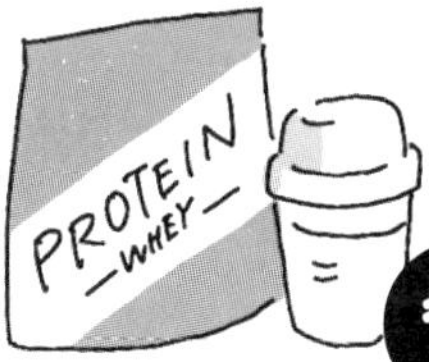

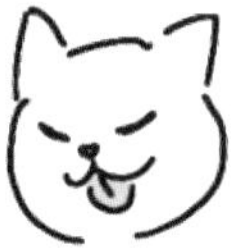

誰でもわかる

図解版

すべての不調は自分で治せる

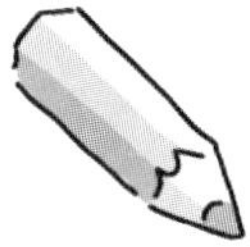

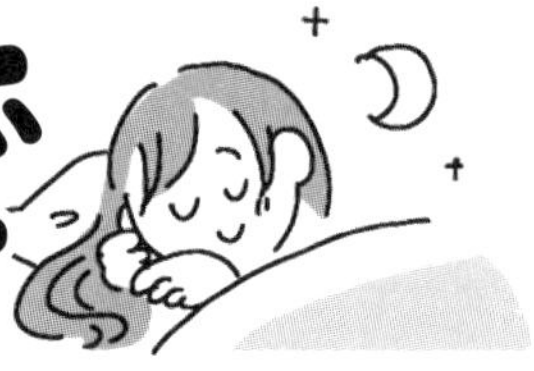

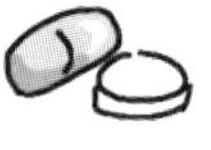

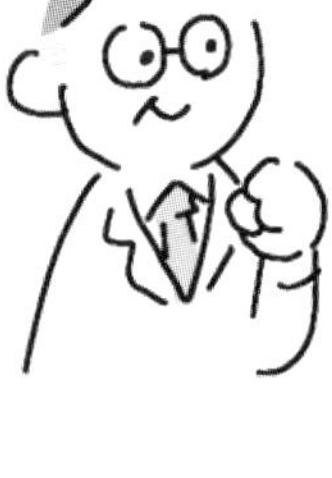

藤川徳美
精神科医

方丈社

はじめに

　分子栄養学――。この素晴らしい学問に基づく栄養療法との出会いは約10年前、開業して数年が過ぎたころのことでした。

　そのころ私は、運動不足による体重の増加と疲れやすさに悩んでいました。何かよい解決方法はないかと、話題になっていた糖質制限の本を読んでみたところ、その理論にとても納得し、さっそく試してみることにしました。すると体重も元に戻り、とても元気になってきたのです。食べ物の取捨選択で栄養状態が変わり、体調も変化するということを身をもって知りました。

　それからは栄養療法の本や資料を読みあさり、欧米のオーソモレキュラー、そしてビタミンＣやタンパク質の重要性を説く三石巌先生の本に出会ったのです。日々の診療において発見したのは、心療内科を訪れる女性の大半が隠れ鉄不足だ、ということです。処方薬やサプリメントで鉄を補うと、うつ・パニック症と思しき症状が次々と改善していきました。

　こうして心の病や体調不良の要因が、糖質過多、タンパク不足、鉄不足、ビタミン・ミネラル不足であることに気づいてからは、クリニックの診療方針を一般的な薬物治療から、分子栄養療法へと舵を切りました。具体的にはプロテインとビタミン・ミネラルのサプリメントを用いています。必要な場合は薬も処方しますが、効果のない薬や依存性のある精神薬は使いません。

これにより、うつ、パニックなどの心の病、起立性障害や発達障害などの子どもの悩み、アトピー性皮膚炎や慢性関節リウマチなどの疾患が改善されています。おおよそ患者さんの8割に効果がみられる画期的な治療法です。

栄養療法のやり方やその成果をFacebookやブログ、書籍で発信するようになると、遠方からの受診希望者も増えてきました。しかし、プロテインやサプリメントを飲むことは、自宅で誰にでもできることです。わざわざ遠くから当院を受診する必要はないという理由で、患者さんは中国地方在住の方に限定しています。

私は常々、「病気は医師や病院ではなく、自分自身で治す」ということを、患者さんや読者にお伝えしています。

それでも私のメッセンジャーには「この病気にはどのサプリを飲めばいいか」「プロテインが近所に売っていない」などの問い合わせが、毎日山のように届きます。一般の人ならともかく、つまらない質問をしてくる同業者もいます。

そのような個別の質問には一切お答えしていません（医師法にも違反します）。とはいえ、心や体の調子が悪く、なかなかスタートを切れないとか、高齢の親御さんにもわかるように伝えたい、という人もいらっしゃるでしょう。そこで、これまでよりさらにわかりやすい表現で、栄養療法のやり方をまとめることにしました。

健康情報は玉石混交です。ある食べ物がブームになったり、あるいは貶められたり、何がよいのかわからないと思うかもしれません。でも目新しいもの、高価で効きそうなものに飛びつかなくても大丈夫です。タンパク質、ビタミン、ミネラル、良質の脂質――。人間の体に必要な栄養素は不変です。栄養療法はその必要なものを十分に満たすという、シンプルな考え方が基本です。

本書では一般の人が購入できるプロテインやサプリメントを紹介しています。効果のないものを購入したり、あれこれ迷ったりしないよう、具体的に紹介しました。もちろんのことですが、メーカーからの利益供与などは一切ありません。

どなたでも自宅でできますので、本書で学んだ知識をご自身とご家族の元気な毎日のために役立ててください。

目次

はじめに 003

第1章　自分で治す栄養療法

自分で治す栄養療法とは？ 018
栄養療法で重要なのは手順！ 020
ステップ1　「病気を予防する食事」に取り組む 022
ステップ2　プロテインを飲む 024
プロテインの飲み方 027
Q&A 028

ステップ3　鉄の摂取をはじめる …… 030
鉄の摂り方 …… 033
ステップ4　マグネシウムの摂取をはじめる（経口） …… 034
マグネシウムの摂り方（経口） …… 037
ステップ4　マグネシウムの摂取をはじめる（経皮） …… 038
肌に塗るマグネシウムのやり方 …… 041
塩化マグネシウム風呂のつくり方 …… 043
ステップ5　ビタミンB、C、Eの摂取をはじめる …… 044
ビタミンB、C、Eの摂り方 …… 047
自分で治す栄養療法　まとめ …… 050
プロテインやサプリメントの入手方法 …… 053

第2章　自分で治す栄養療法　メンタル不調・子ども編

メンタル不調がある際の栄養療法 …… 056

ナイアシンアミドの摂り方　059
子どもの栄養療法はどうするの？　060
子どもの栄養療法　摂取目安　063
ＡＤＨＤ（注意欠陥・多動性障害）の栄養療法　064
タイプ別・ＡＤＨＤの栄養療法　067
起立性調節障害（ＯＤ）の栄養療法　068

第3章　お悩み・症状別　ワンポイントアドバイス

精神科の薬を減らしたい（うつ病、不安障害、躁うつ病、統合失調症など）　073
ナイアシンアミドが有効な精神科疾患　073
カルシウム過多（異所性石灰化、不整脈、尿路結石）　074
ＬＤＬコレステロール（ＬＤＬ－Ｃ）を下げたい　074
高血圧　075
腎臓病　075

糖尿病 076
関節痛 076
骨を強くしたい 078
便秘 078
貧血 079
PMS（月経前症候群） 079
ダイエット 080
頭痛 080
不眠症 082
パーキンソン病 082
認知症 083
壊血病、白血病、悪性リンパ腫 083
アルコール依存症 084
がんとケトン体 084
がん治療の栄養素 086
アトピー性皮膚炎 086
花粉症 087

起立性調節障害（OD）……087
脳の働きをよくしたい……088
夜尿症……088
慢性関節リウマチ……090
マグネシウム不足型ADHDとナイアシン不足型ADHD……090
ADHDの治療とリウマチの治療は同じ……091
レストレスレッグス（むずむず脚）症候群……091
しもやけ、あかぎれの治療……092
動脈硬化のビタミンEの飲み方……092
口唇ヘルペス・帯状疱疹……094
鼻出血（鼻血）……094
ワクチン後遺症のメカニズム……095
ワクチン後遺症対策……095
具体的な症状、疑問点が生じたときは…………096

終章　自分で治す栄養療法　まとめ

朝……099
昼……101
夕……103
就寝前……105

おわりに……107
参考文献……110

「つらい人生」は、ただの栄養不足です。

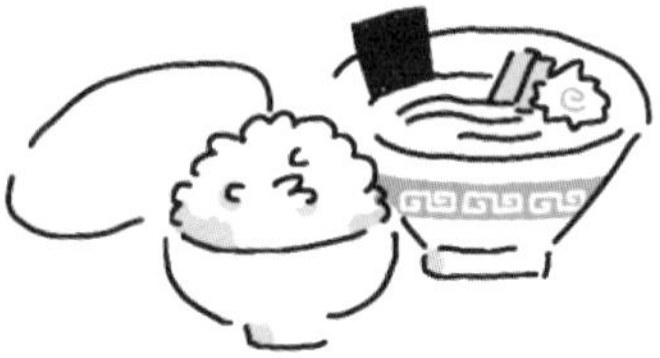

不調を招く食習慣

パン、白米、麺類、粉ものが大好き。

食後や間食のスイーツが習慣になっている。

野菜中心のバランスのいい食事を心がけている。

1日3食しっかり食事を摂っているので、
プロテインやサプリメントは飲まない。

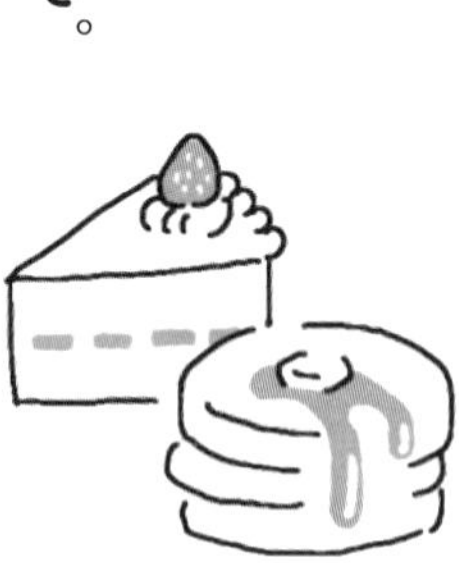

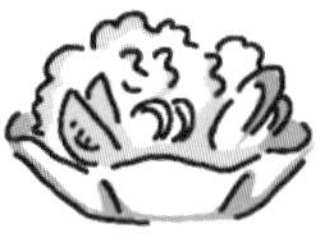

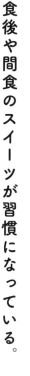

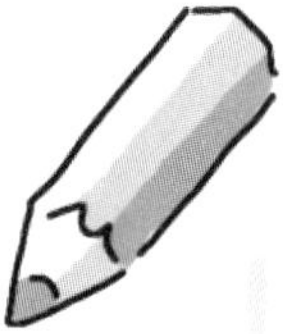

POINT

1日3食バランスよく食事を摂っているだけでは、「質的栄養失調」になる。

POINT

病気を予防し、体の不調を改善するには、体に必要な栄養素の「絶対量」を摂ることが最重要。

POINT

甘いものがやめられない、食が細い、肉が苦手、ダイエットをしているなどの言い訳をしない。年齢に関係なく、不調を招く食習慣を今すぐ改める。

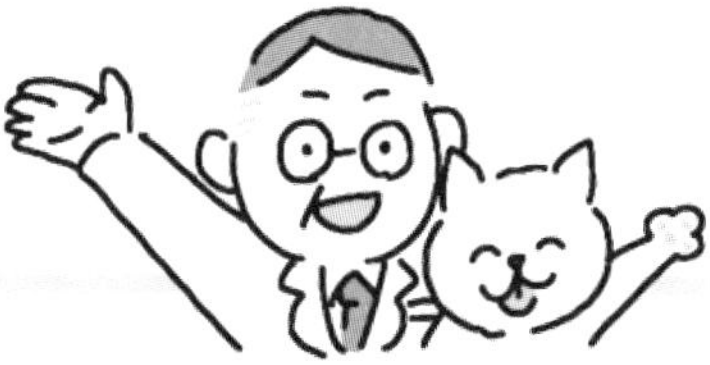

「自分で治す栄養療法」をはじめましょう。

病気を予防する、健康になる食習慣

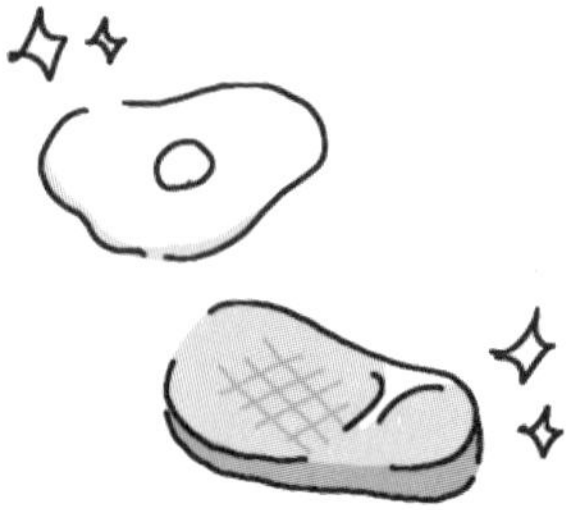

炭水化物や糖質中心の食生活を改める。

バランスのいい食事ではなく、
必要な栄養素を意識した食事を摂る。

卵や肉を食べる。タンパク質をたくさん摂る。

食事だけでなく、
プロテインやサプリメントを有効に活用する。

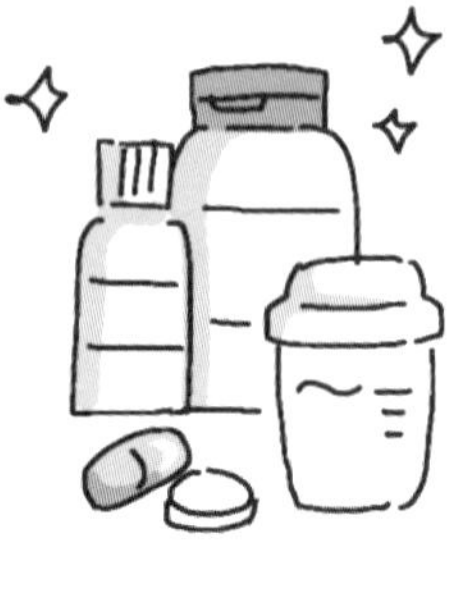

「自分で治す栄養療法」を実践すると……

薬の効き目がよくなる。
いずれ薬がいらなくなる。
疲れにくくなる。
元気になる、やる気が出る。
よく眠れるようになる。
心と体の不調が改善する。

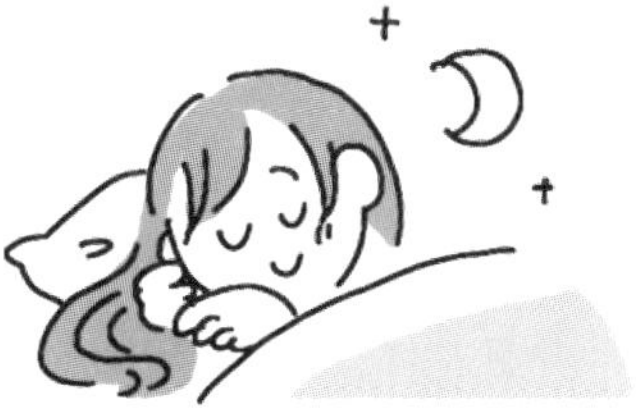

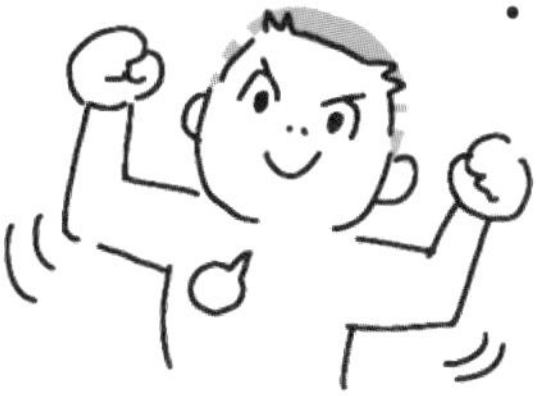

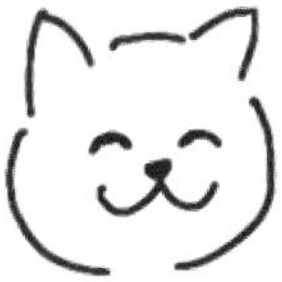

第1章

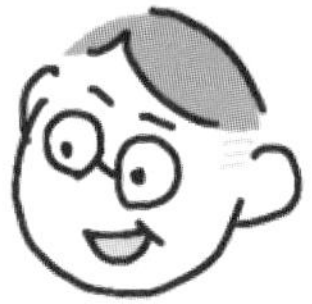

自分で治す栄養療法

自分で治す栄養療法とは？

本書で紹介するのは、私が患者さんにおすすめしている栄養療法です。
心身の不調や病気の悩みがある方はもちろん、健康な人にも重要な栄養療法です。
体に必要な栄養素を十分に摂る療法、分子栄養学に基づいたメソッドです。

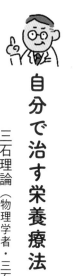

自分で治す栄養療法

三石理論（物理学者・三石巌先生の分子栄養学）と欧米のオーソモレキュラー、それに糖質制限と鉄不足対策を組み合わせたもの。
現代の食べ物やサプリメントの事情に合わせた、最善の健康法です。

糖質を減らす。低糖質の食生活を心がける。
高タンパク、高脂肪の摂取を心がける。
高ビタミン（ビタミンB、C、E）の摂取を心がける。
高ミネラル（鉄、マグネシウム）の摂取を心がける。

栄養療法で不調を改善！

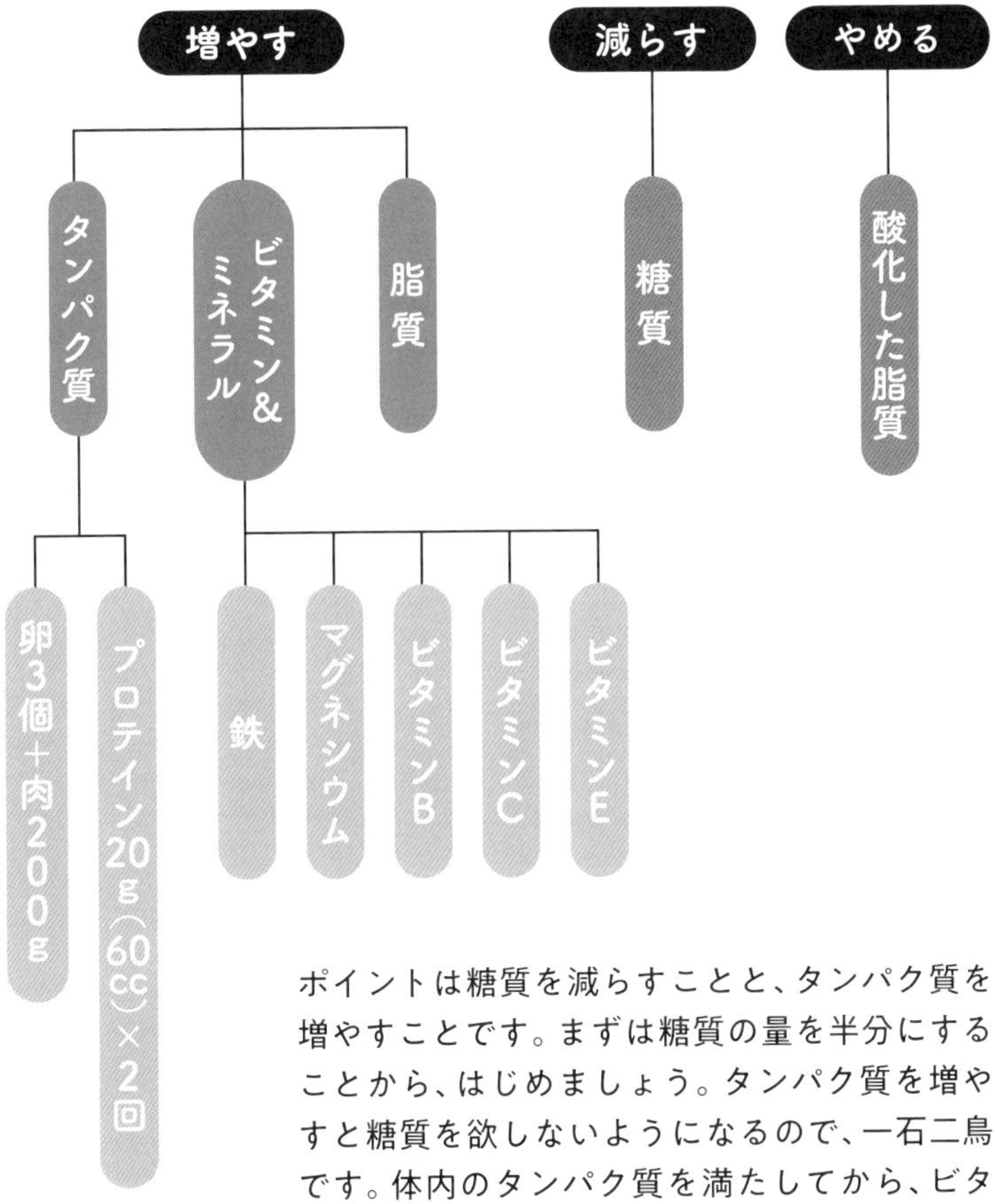

ポイントは糖質を減らすことと、タンパク質を増やすことです。まずは糖質の量を半分にすることから、はじめましょう。タンパク質を増やすと糖質を欲しないようになるので、一石二鳥です。体内のタンパク質を満たしてから、ビタミン、ミネラルを増やしていきましょう。

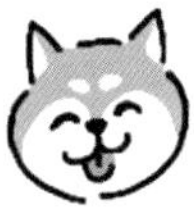

こてつのひとこと

栄養を満たすと、生き方が変わる。

栄養療法で重要なのは手順！

「自分で治す栄養療法」は、手順（ステップ）を踏むことが重要です。
やみくもにはじめても、効果はありません。
「健康にいい」とメディアで健康法が紹介されると、またたく間にブームになります。
しかし、体に必要な栄養は「流行りすたり」ではありません。
健康の近道は手順を踏んで栄養療法を実践し、継続することです。

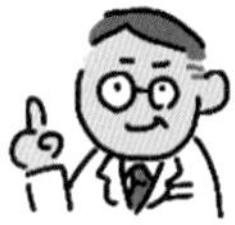

「自分で治す栄養療法」の実践ポイント

ステップ①～⑤を順を追って実践する。
手順を踏まないと、効果は期待できない。
先延ばしにしない。
今日から栄養療法をはじめる。
焦らず、毎日継続する。

栄養療法のはじめ方（大人）

STEP 1

「病気を予防する食事」に取り組む

STEP 2

プロテインを飲む

STEP 3

鉄の摂取をはじめる

STEP 4

マグネシウムの摂取をはじめる

STEP 5

ビタミンB、C、Eの摂取をはじめる

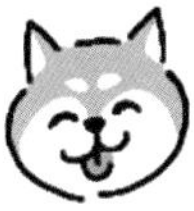

こてつのひとこと

栄養療法に歴史あり。
勝手な解釈はしないこと。

STEP 1

「病気を予防する食事」に取り組む

うつ病などの精神疾患、アルツハイマー病、ＡＤＨＤ（注意欠陥・多動性障害）、悪性腫瘍、脳梗塞、心筋梗塞、糖尿病、アトピー性皮膚炎、アレルギー……。すべての慢性疾患は、活性酸素による慢性炎症によって生じます。栄養療法の第一歩は、「病気を予防する食事」を心がけることです。

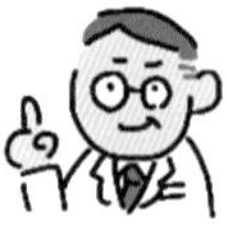

病気を予防する食事

①タンパク質をしっかり摂る

体に最も必要な栄養。不足すると消化・吸収の機能が低下。１日に最低限必要な量は、体重と同じグラム数。体重60kgの人なら60gのタンパク質が毎日必要。

②糖質を減らす

過剰な糖質は細胞を糖化させる。不調の多くは、糖質の摂りすぎが原因。

③悪い脂質を避けて、良質の脂質を摂取する

脂質は大切なエネルギー源。「悪い油」は心筋梗塞などの病気の原因になる。

④食塩をやめ、天然塩に替える

精製された塩は、ほぼナトリウムのみ。精製塩は使わないようにする。

「病気を予防する食事」のはじめ方

①タンパク質をしっかり摂る

・毎日、卵3個＋肉200gを食べる（これらで約50gのタンパク質）。牛肉、豚肉、鶏肉をローテーションにする。魚より肉が効率的。
・卵は1日3個以上食べてもOK。

②糖質を減らす

・精製された糖質である小麦粉、白米、砂糖の摂取を減らす（極力食べない）。
・パンや麺類、白米を今までの半分に減らす。
・スイーツや清涼飲料水など、「糖質の塊」である砂糖を摂らないようにする。
・果物であっても過量摂取は避ける。

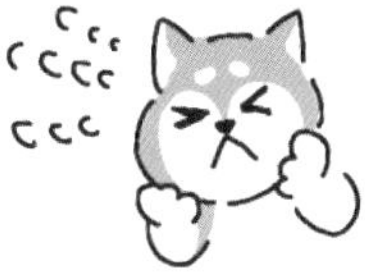

③悪い脂質を避けて、良質の脂質を摂取する

・卵や肉はタンパク質とほぼ同等量のよい油を含んでいる。
・常温保存できる一般的な植物油（サラダ油）は酸化されやすいので避ける。
・トランス脂肪酸（マーガリン、ショートニング）は、今すぐやめる。
・ニセ物が多いので、オリーブオイルには要注意。
・炒め物にはラード、バターを用いる。
・中鎖脂肪酸のMCTオイルを積極的に用いる。

④食塩をやめ、天然塩に替える

・精製された塩は、今すぐやめる。
・カリウムやマグネシウムなどが含まれた天然の塩に替える。
・カリウム、マグネシウムが最も多いのは「ぬちまーす」「雪塩」「宗谷の塩」。

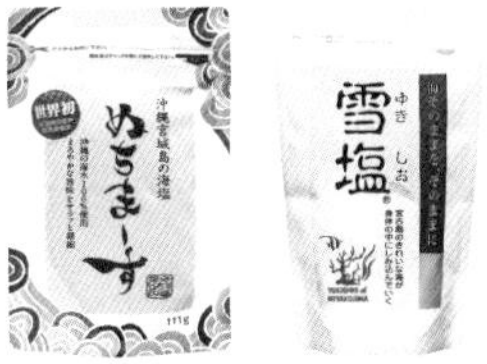

STEP 2 プロテインを飲む

毎日卵3個+肉200gを食べてください（ステップ①）。それでも日々の食事だけでは、タンパク質は不足します。そのため、プロテイン（動物性であるホエイプロテイン）を毎日飲みましょう。

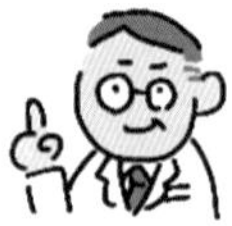

プロテインのはじめ方

ホエイプロテインを常備する（ホエイプロテインは牛乳からつくられるタンパク質の粉末）。

毎日プロテイン20g（60cc）×2回飲む（朝夕）。

プロテインでお腹の調子が悪くなる人は、少量5～10g（15～30cc）×2回（朝夕）で開始する（慣れてきたら20g×2回に増量する）。

栄養療法の第一歩！ プロテインを飲むと……

甘いものを欲しないようになる（糖質過多の改善）。

胃腸が改善する（消化・吸収の機能がよくなる）。

細胞の代謝が正常になり、薬の効きがよくなる（やがて薬の量が減り、不要となる）。

プロテイン摂取で期待できる効果

- うつ病、パニック障害を含め、すべての病気の回復が早まる
- 朝の目覚めがよくなり、疲れにくくなる
- 立ちくらみ、めまいがなくなる
- 爪、髪が強くなり、きれいになる
- 肌の調子がよくなり、化粧のノリがよくなる
- 甘いものに興味がなくなる
- 摂食障害の特効薬となる
- ダイエットに効果があり、適正体重まで減少する
- ウエストが細くなる
- 気候変動に強くなる
- 夏バテしなくなる
- 胃腸の調子がよくなり、胃腸が強くなる
- 免疫力が向上して、風邪を引きにくくなる
- ストレスに強くなり、落ち込んでも立ち直りが早くなる
- 末梢（手足）の冷えが改善する
- 高血圧が改善する
- 糖尿病が改善する
- リウマチなどによる体内炎症を軽減する
- 甲状腺機能を正常化させる
- がんに対する抵抗力を向上させる
- ケガや手術からの回復を早める
- 妊娠時、授乳期には、胎児や新生児の成長を促す
- 貧血が改善する
- 動脈硬化が改善する
- 脳卒中、冠動脈疾患を予防する
- 頭の回転がよくなり、集中力が向上する
- 子どもの知能が改善する
- 認知症の進行を抑える
- 神経難病を改善させる
- 寿命が延びる
- 減薬しやすくなる
- ビタミン摂取の効果が高まる

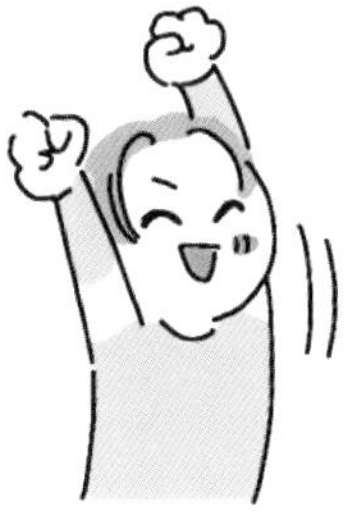

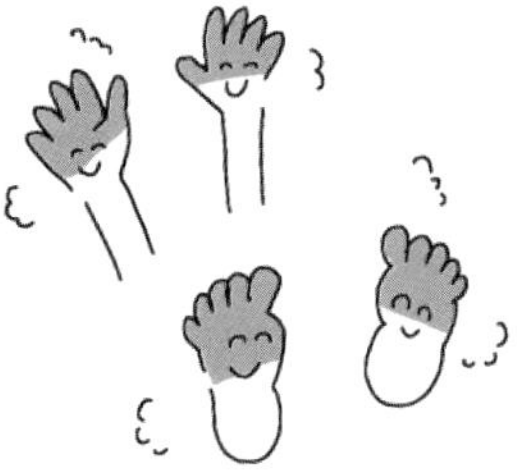

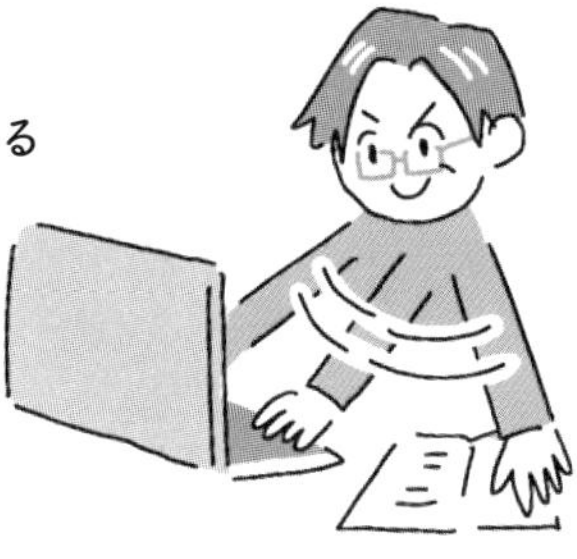

おすすめプロテイン（ホエイプロテイン）

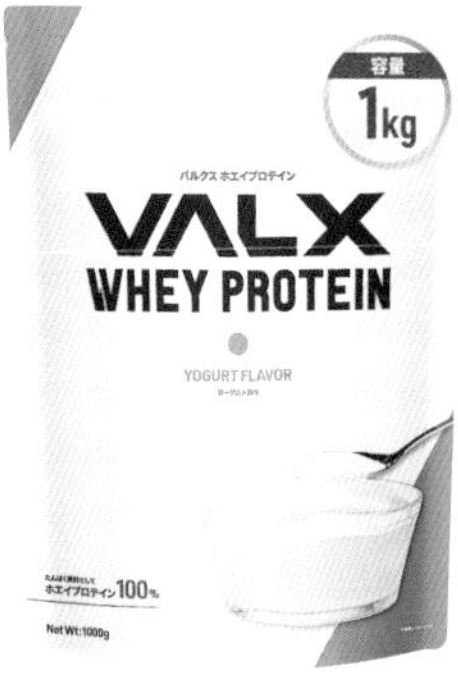

バルクスホエイプロテイン
ヨーグルト風味

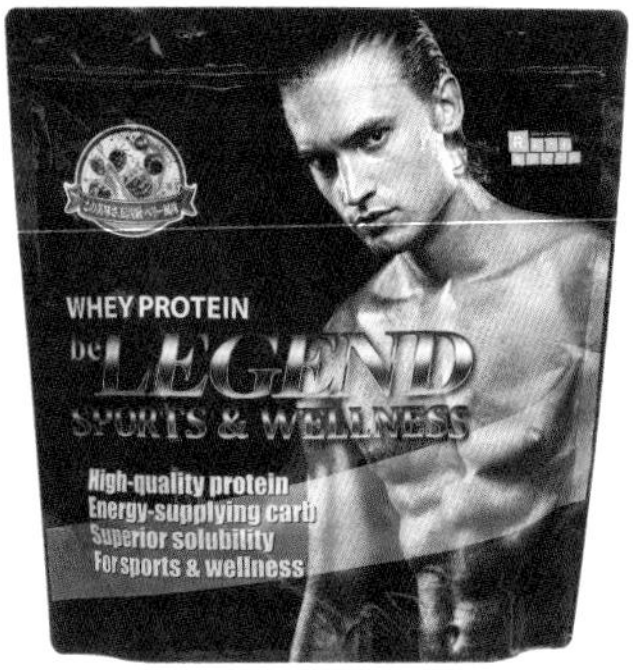

ビーレジェンド
ホエイプロテイン

これらのプロテインは高品質で、比較的安価で購入できます。私も常用しています。その他のおすすめプロテインとしては「ファインラボ ホエイプロテイン」「ダイマタイズISO 100」などがあります。

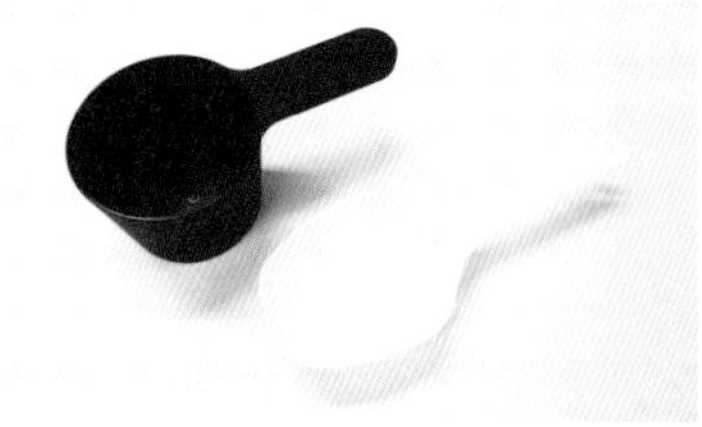

プロテインに付属するスプーン。1回20g（60cc）の量を用いてください。黒スプーン（ビーレジェンド）は、1回30g（タンパク質は約20g）を用いる。

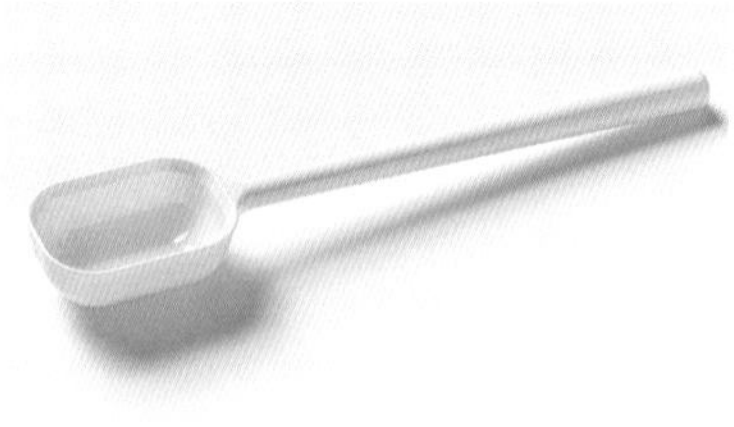

100円ショップなどにある計量スプーンは、柄が長くて使いやすい。

プロテインの飲み方

プロテインの飲み方は、以下の通りです。

- **1日20g(60cc)×2回(朝夕)。**
- **プロテイン20g(60cc)を水などに溶かして飲む。**

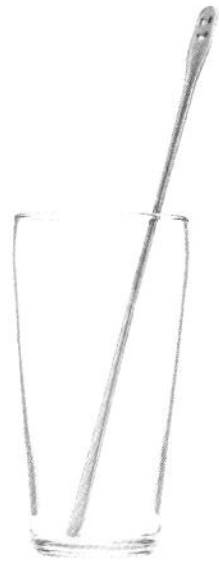

プロテインを入れたコップに水を入れ(水道水でよい)、ブレンダーなどで撹き混ぜて飲む(プロテインはダマになりやすいので、よく撹き混ぜる)。

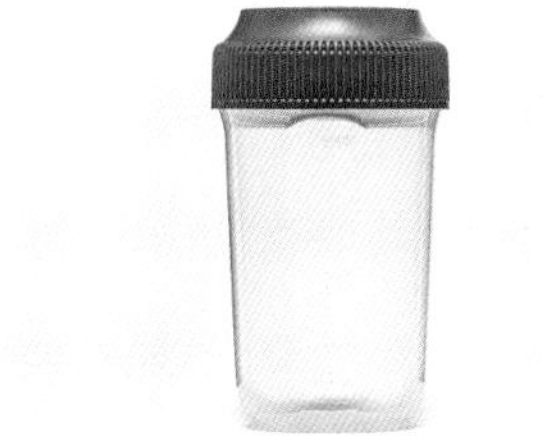

100円ショップなどにあるシェーカーを使うと、水に溶かしやすい。

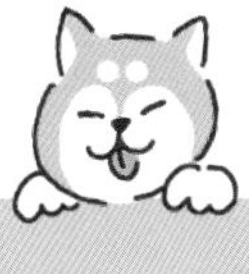

プロテイン入手のポイント

- **プロテインは、動物性であるホエイ(WHEY)プロテインを選ぶ。**
- **植物性のソイ(SOY)プロテインは、摂取効率が悪くなるので避ける。**
- **ホエイプロテインであれば、メーカーや種類は好みで選んでOK。**

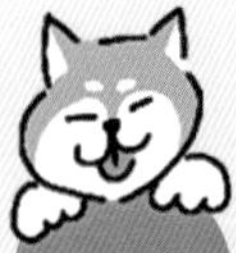

Q&A プロテインに関して、よく寄せられる疑問にお答えします。

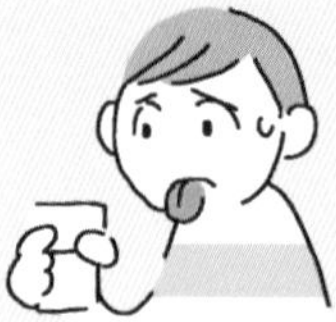

Q プロテインが美味しくない……。

A プロテインの味は、メーカーや種類によってさまざまです。自分が飲みやすいものを試してみましょう。イチゴ味など、プレーン味以外の製品を用いてもいいでしょう。水に溶かしたプロテインが苦手なら、プレーン味をヨーグルトやカレーに混ぜるなど、工夫してみてください。

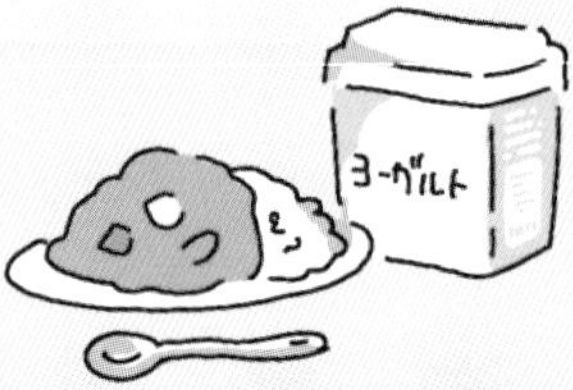

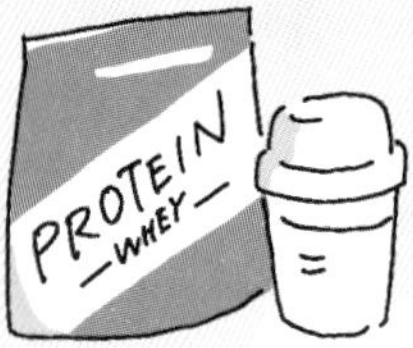

Q 朝夕にプロテインを飲むのは、食前食後のどちらがいいですか？

A どちらでも結構です。ただしプロテインを飲むと、満腹感が生じます。そのため食前に飲めば、食事で炭水化物（糖質）を摂りすぎなくなりますので、敢えて選ぶなら食前がおすすめです。

Q ホエイプロテインは牛乳からつくられているなら、牛乳はプロテインの代用になりますか？

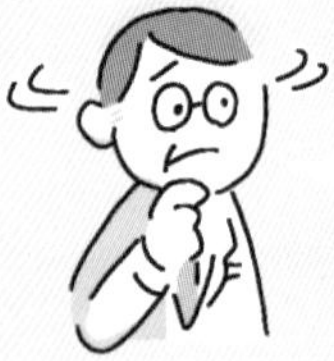

A 代用にはなりません。牛乳にはカゼインという消化しづらいタンパク質が含まれており、タンパク質の吸収を阻害します。牛乳の飲みすぎは、カルシウムの過剰摂取、マグネシウムの不足につながります。

Q 毎日、卵3個＋肉200gを食べるようにしています。
それでもプロテインを飲む必要がありますか？

A 1日に必要なタンパク質は体重と同じグラム数ですが、それは最低限の量です。タンパク質を意識した食事に加えて、プロテインを1日20g（60cc）×2回（朝夕）飲んでください。「太る」という心配はいりません。肥満は炭水化物の摂りすぎ（糖質過多）が主な原因です。

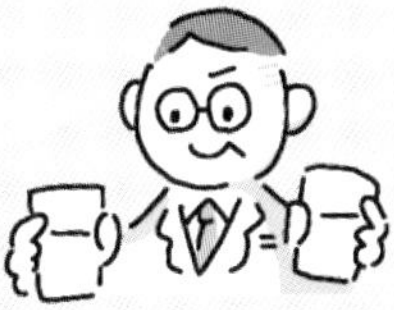

Q ホエイプロテインに記されているWPCとWPIは、
どちらがいいですか？

A 一般的なホエイプロテインはWPC（値段もお手頃）、不純物（乳酸）を除去してタンパク質含有率を高めたものがWPIです。牛乳を飲むとお腹が痛くなる人、胃腸が弱い人はWPIもいいでしょう。いずれを選んでも大丈夫です。

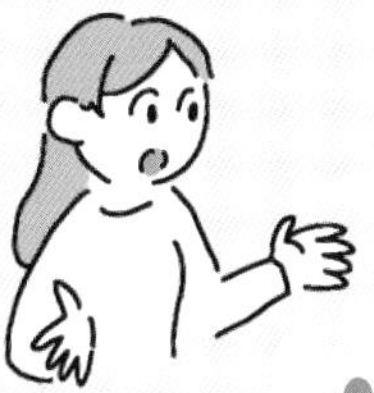

Q プロテインの代用品、プロテインより
効果が高いものはありますか？

A ありません。プロテインの効果を高めるものとしては、ESポリタミン（処方薬のEAA）、グルタミンパウダー、AAKG（アルギニン）が挙げられます。ただし、あくまでプロテインを飲んだうえで摂取することが重要です。

Q 毎回、プロテインを水に
溶かすのが面倒です……。

A 忙しくて時間がなかったり、外出先や疲れているときは、コンビニなどでも購入できる飲料タイプのプロテインを活用するのもいいでしょう。「ザバスミルクプロテイン」はコンビニでも買えることが多いので、重宝します。

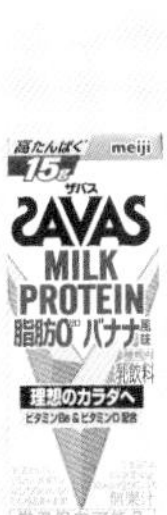

飲料タイプの
プロテイン
（ザバスミルク
プロテイン）

STEP
3 鉄の摂取をはじめる

鉄分は、食事から摂取するのが難しい栄養素です。

日本人の多く、とりわけ月経のある女性や成長期の子どもは、ほぼ全員が鉄不足です。子どもの発達や脳の働きをよくするためにも、鉄は欠かせません。

プロテインの次は、鉄の摂取をはじめましょう。鉄のサプリメントは、胃腸への負担が少なく、吸収されやすいキレート鉄を用います。１日に必要な鉄の量は、約１００mgです。

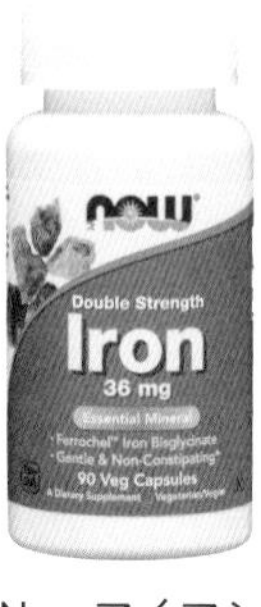

Nowアイアン
36mg

鉄（キレート鉄）、１日の摂取目安量は約１００mg。

Nowアイアン36mgなら、１日３錠（夕方に３錠）が目安になります。

経口摂取であれば「鉄の過剰摂取」を心配する必要はありません。鉄剤注射（フェジン静注）や輸血をおこなう際は、鉄過剰の注意が必要になります。

鉄不足チェックシート

- □ めまい、立ちくらみ、頭痛がよく起こる
- □ 疲れやすい、軽い運動で動悸・息切れがする
- □ 痔や胃潰瘍がある
- □ 出産経験がある
- □ 生理前に不調になる
- □ 歯ぐきから出血しやすい
- □ 食が細い、肉、魚をあまり食べない
- □ 食が細いので食べやすいものばかり食する（パン、麺類など糖質）
- □ イライラしやすい
- □ 冷え性
- □ アザができやすい
- □ 髪の毛が抜けやすい
- □ 爪が割れやすい、爪がやわらかい、爪のアーチがない
- □ 硬いものを噛みたくなる（氷や飴、爪など）

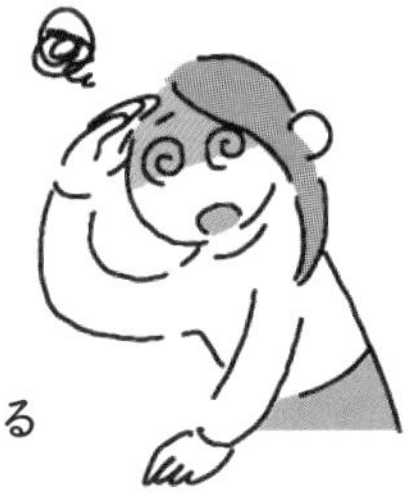

☑が2～3箇所

➡ **軽度の鉄不足です。**

☑が4～5箇所

➡ **鉄不足です。**

鉄不足による心身の不調の可能性があります。

☑が6箇所以上

➡ **重度の鉄不足です。**

鉄不足による頭痛やめまい、気分の落ち込みなどの不調が生じている可能性は高いでしょう。

おすすめの
\ 鉄サプリメント /

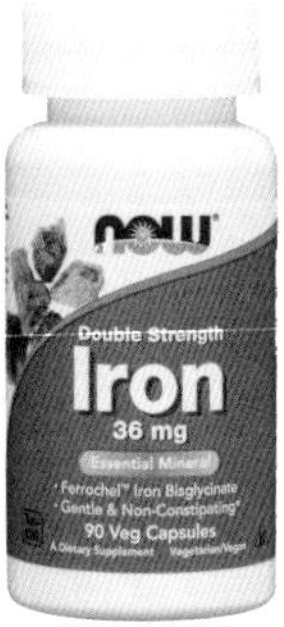

Nowアイアン 36mg
1日3錠（夕に3錠）が目安。

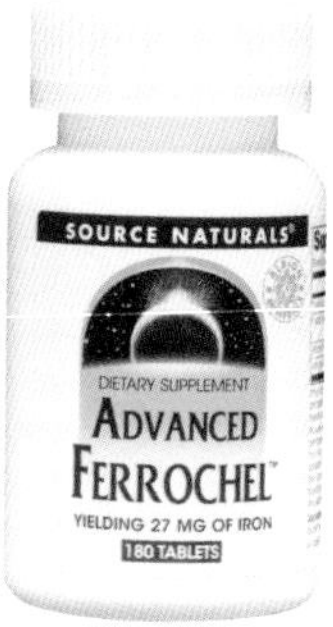

ソースナチュラルズ
アドバンスドフェロケル 27mg
1日4錠（夕に4錠）が目安。

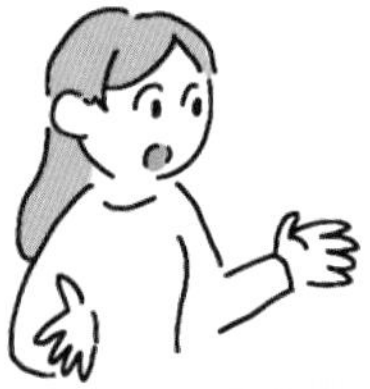

Q 「鉄分が摂れる」と謳った乳製品でも鉄は代用できますか？

A サプリメントに比べると鉄の含有量は多くありませんので、鉄不足の解消にはサプリが一番です。

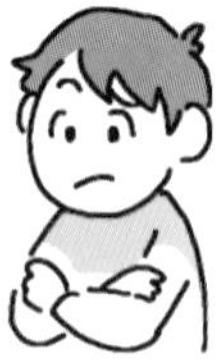

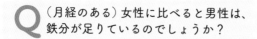

Q （月経のある）女性に比べると男性は、鉄分が足りているのでしょうか？

A 「フェリチン値150」に達しているかが目安です。男性であっても、炭水化物の食事が多い人は、鉄不足と考えられるでしょう。

鉄の摂り方

- 鉄のサプリメントは1日に1回。
- 1日100mgを目安に摂取する。

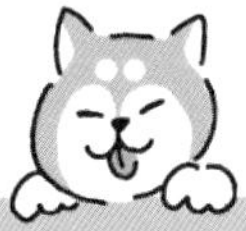

鉄の摂取ポイント

- 子どもや女性の大半は鉄不足。心身の不調の大きな要因に。
- 食事だけでは鉄不足になりやすい。鉄のサプリメントを習慣にする。
- 鉄は1日100mgが目安、1日に1回(夕に数錠、まとめて摂る)。
- ビタミンEと同時に摂らない(8時間空ける)。
- 「フェリチン値150」を目標にする。150に達したら女性(18〜50歳)・子どもは鉄の摂取を半量に(1日50mgが目安)。値をクリアしている男性・高齢女性は、鉄の摂取を終了する。

フェリチン値150を目標にする!

フェリチンは貯蔵鉄とも呼ばれ、鉄と結合しているタンパク質のひとつです。貧血の指標とされるヘモグロビン値が基準値内でも、体内に蓄えられている鉄(フェリチン値)が低いと「隠れ貧血(潜在性鉄欠乏症)」になってしまいます。月経で鉄を失う年代の女性は、とくにフェリチン値を意識してください。またメンタル不調を訴える人は、フェリチン値が極端に低い傾向です。プロテインと鉄を摂って、150までフェリチン値を上げてください。フェリチン値は基本的に内科や心療内科で、測定できます。貧血検査の場合は、保険適用になります。

STEP 4 マグネシウムの摂取をはじめる（経口）

マグネシウムは神経系や筋肉の働き、骨や歯の形成など、重要な働きを担っています。鉄と同じく、体に不可欠なミネラルです。

とくに運動や精神的なストレスにより、マグネシウムは体内からどんどん奪われていきます。

マグネシウムも食事から摂取するのが難しいミネラルですので、マグネシウムのサプリメントを活用しましょう。


マグネシウム1日の摂取目安は、400~800mg。

1錠100mgならば、1日4~8錠（朝夕2~4錠ずつ）。

お腹がゆるくなれば、減量する。または1日3回（朝昼夕）に分けて飲む。

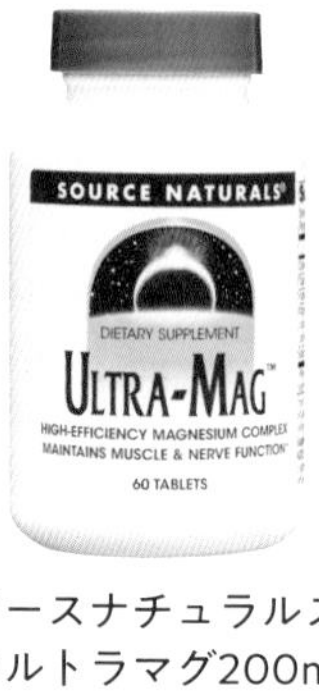

ソースナチュラルズ
ウルトラマグ200mg

マグネシウム欠乏による症状

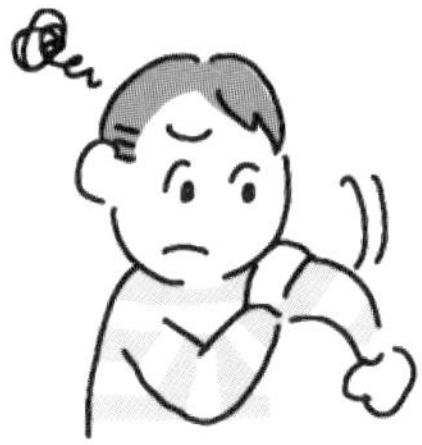

- 不安神経症、パニック障害、うつ病
- 偏頭痛、疼痛《とうつう》
- 肩関節石灰沈着症《かたかんせつせっかいちんちゃくしょう》（肩や腕の痛み）
- 腰痛、ぎっくり腰
- 脳卒中、頭部外傷や脳外科手術のダメージ
- 高コレステロール血症、高血圧
- 肥満、メタボリック症候群、糖尿病
- PMS（月経前症候群）、月経困難症、多嚢胞性卵巣《たのうほうせいらんそう》症候群
- 不妊症、子癇《しかん》
- 脳性麻痺
- 骨粗しょう症、骨石灰化
- 尿路結石、腎臓結石（カルシウム結石）
- 気管支喘息
- パーキンソン病、アルツハイマー病
- 慢性疲労症候群、線維筋痛症《せんいきんつうしょう》
- 化学物質過敏症
- がん
- 特発性基底核石灰化症《とっぱつせいきていかくせっかいかしょう》
- 石灰沈着性腱板炎《せっかいちんちゃくせいけんばんえん》（石灰性腱炎）
- 皮膚石灰沈着症《ひふせっかいちんちゃくしょう》
- 動脈硬化、血管が硬くなる石灰化
- 胸部の石灰化巣陰影《せっかいかそういんえい》
- 動脈壁や心臓弁などの軟部組織に生じる石灰化

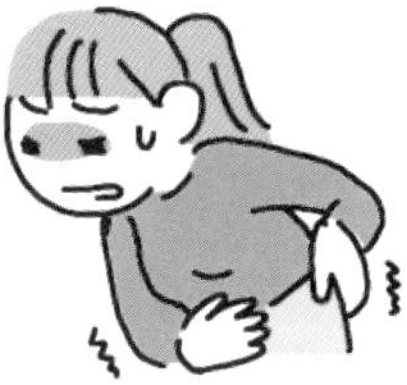

おすすめの
＼ マグネシウム（経口） ／

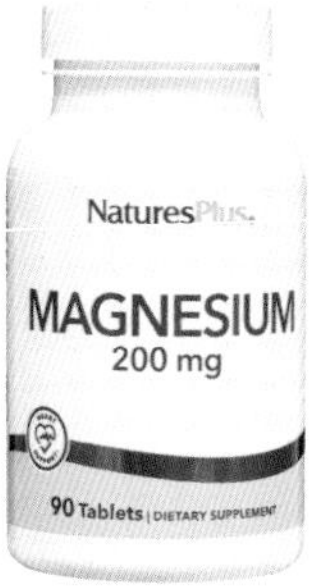

ネイチャーズプラス
アミノ酸キレート
マグネシウム 200mg

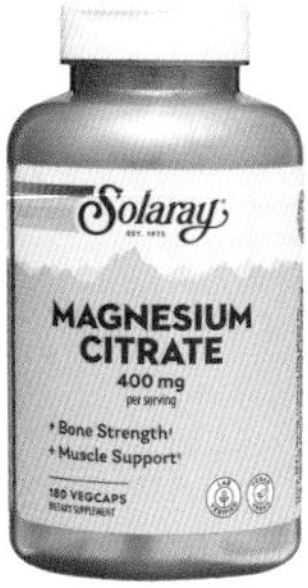

ソラレー
クエン酸マグネシウム
（3 錠で 400mg）

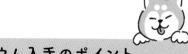

マグネシウム入手のポイント

- カルシウムが入っているもの（カルマグ）は選択せず、マグネシウム単剤のサプリメントを用いる。
- 酸化マグネシウムが入っていないサプリメントを選ぶ。酸化マグネシウムは、ほとんど吸収されない（便秘薬の成分）。
- マグネシウムは1錠100mgや200mg、3錠で400mgなど各社によって差があるため、用量をしっかり認識して摂取する。

マグネシウムの摂り方（経口）

- マグネシウム1日の摂取目安は、400～800mg。
- 1錠100mgならば、1日4～8錠（朝夕2～4錠ずつ）。
- お腹がゆるくなれば、減量する。
  または1日3回（朝昼夕）に分けて飲む。

＼ おすすめの
マグネシウム（経口） ／

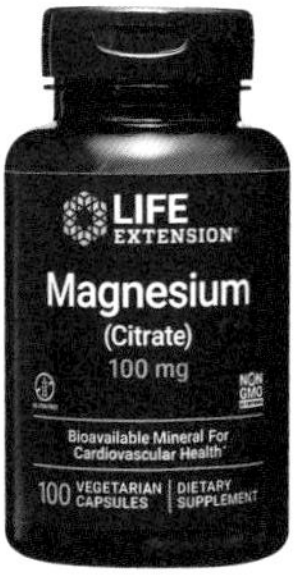

ライフエクステンション
クエン酸マグネシウム 100mg

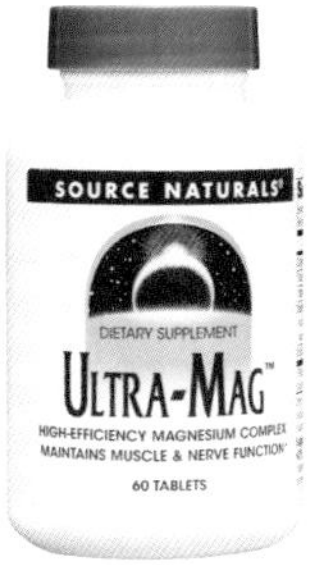

ソースナチュラルズ
ウルトラマグ 200mg

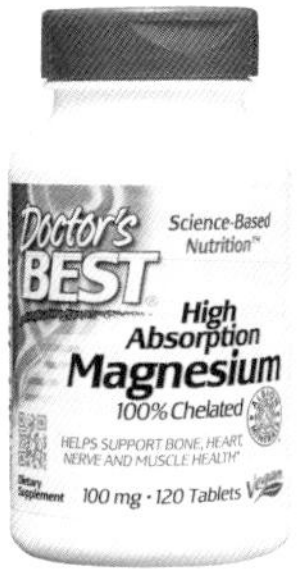

ドクターズベスト 高吸収
マグネシウム 100mg

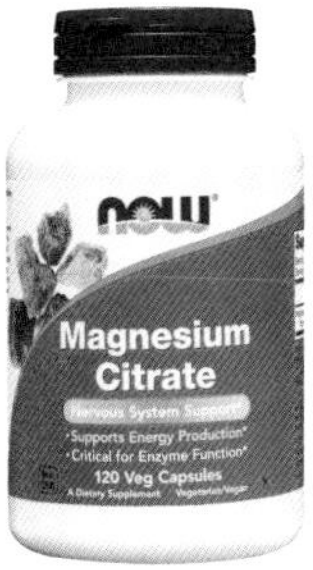

Now
クエン酸マグネシウム
（3 錠で 400mg）

STEP

4　マグネシウムの摂取をはじめる（経皮）

マグネシウムのサプリメントだけでなく、塗るマグネシウムも活用してください。

マグネシウムの粒子は水に溶けやすく、溶かした液体を肌に塗るだけで体に吸収されます。とくに運動をする人、ストレスの多い人は、マグネシウム不足になります。サプリメントと同時に、マグネシウムを肌に塗ることも習慣にしてください。

また体に痛みがある人は、患部にマグネシウムをしっかり塗ると、痛みが軽減するでしょう。首回りや肩、腕、腰、膝など、痛みがある箇所にマグネシウムをしっかり塗りましょう。片頭痛がある際は、首回りに塗ってください。痛みが和らぐ即効性も期待できます。

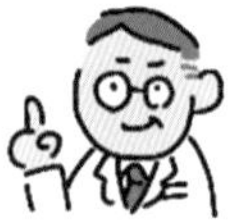

マグネシウムを肌に擦り込む

水に溶かした塩化マグネシウムを体に塗る。
ストレス過多の人、激しい運動をする人（足がつりやすい人など）は必須。
体に痛みのある人も必須。
患部にしっかり塗る（首回り、肩や腕、腰や膝など）。

マグネシウムで期待できる効果（肌に塗る、風呂に浸かる）

- マグネシウム入浴は、体がとても温まるため、がん、神経難病などの「温熱療法」として利用できる。ケトン体値が上がる
- こむら返り、眼瞼痙攣《がんけんけいれん》を予防する
- 打撲、疲労、筋肉痛、肩こりを改善させる

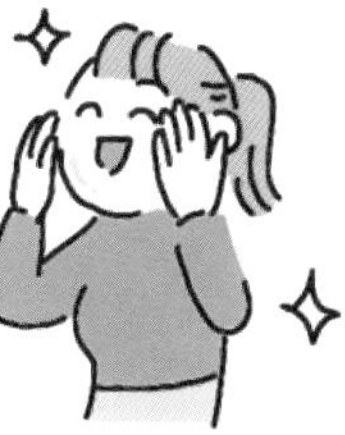

- アトピーなどの皮膚炎を改善させる
- 夜も熟睡できる
- ADHD（注意欠陥・多動性障害）を改善させる
- 高血圧を改善させる
- シミに塗ることで薄くなり消えた
- しわのある肌にスプレーすると、しわを減らせる
- 関節炎の部分にマッサージしながら塗ったら、即座に痛みがほぼ治った
- 1日に何回か口の中にスプレーすると、歯のエナメル質が活発になった
- むずむず脚症候群の改善に最適
- 糖尿病の予防に役立つ。インスリン分泌を増やして糖の代謝を促す（マグネシウムがないと、インスリンはブドウ糖を細胞に移動できない）
- 脳卒中の予防と回復を助ける
- 不眠症の改善
- 心臓の健康状態の改善

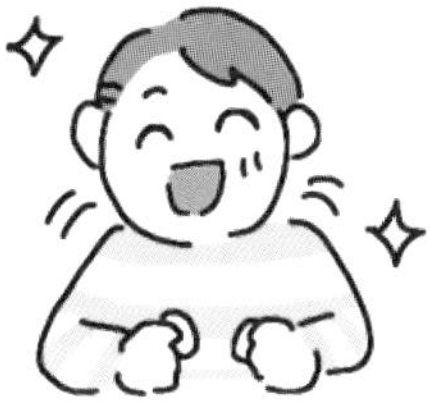

- エネルギー産生（ATP）を改善
- 記憶力の維持を助ける
- 体の毒素や重金属除去に極めて重要
- 骨とタンパク質生成を助ける
- 神経系への鎮静効果
- 自閉症の改善の誘発

おすすめの 塩化マグネシウム

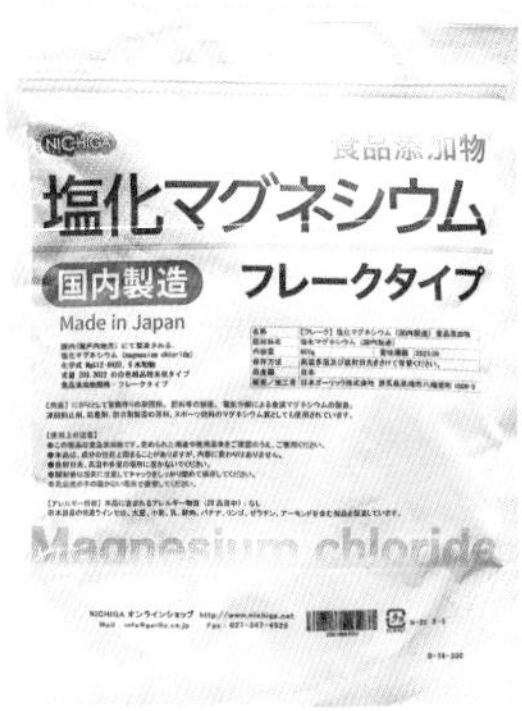

ニチガ 塩化マグネシウム
（フレーク状）

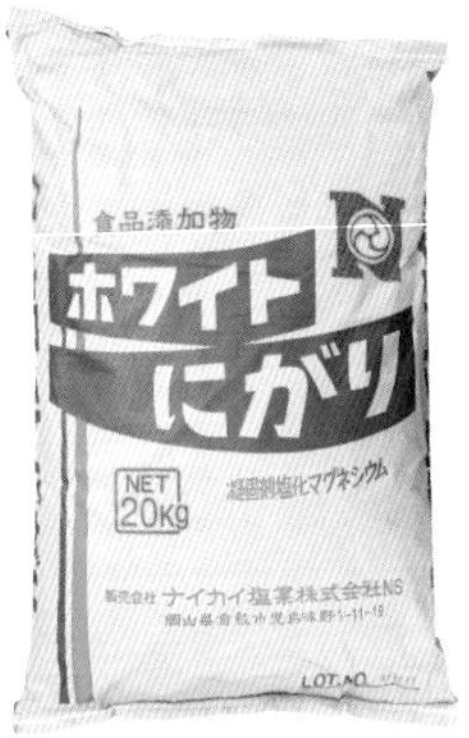

ナイカイ塩業 ホワイトにがり
（フレーク状、塩化マグネシウム）

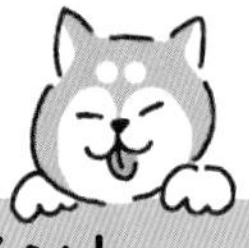

マグネシウム（経皮摂取）のポイント

- 痛みがある際は患部に数回吹きつけて、マグネシウムを手で擦り込むように塗る（首回り、肩、腕、腰、膝など）。
- 痛みがなくても、風呂上がりなどに首回りや肩、腕、腰などにマグネシウムを塗っておく。
- 外出時や出張時もスプレーボトルを持ち歩くと、痛みが生じた際などに対処できる。

肌に塗るマグネシウムのやり方

- 塩化マグネシウムを準備してください。ドラッグストアではあまり見かけませんので、Amazonなどネット通販を用いるとよいでしょう。塩化マグネシウム（にがり）は、どの製品を用いていただいても結構です。
- 塩化マグネシウムを水に溶かして肌に塗ると、すぐに体に吸収されます（経皮摂取）。

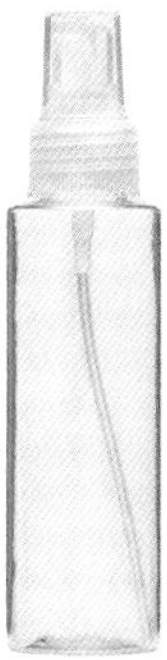

空のスプレーボトルを用意する。100円ショップなどで手に入ります。

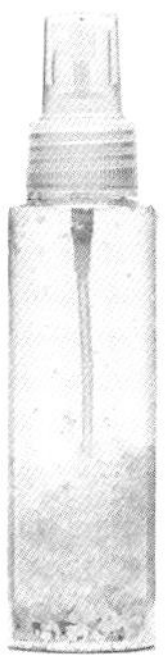

ボトルに塩化マグネシウムを入れて、水に溶かす（すぐ溶けます）。蒸留水でも水道水でもOKです。スプレーを首や肩などに吹きつけて、手で擦り込みましょう（手を水で濡らしておくと塗りやすい）。肌荒れや傷があると沁みるため、その際は濃度を薄めてください。

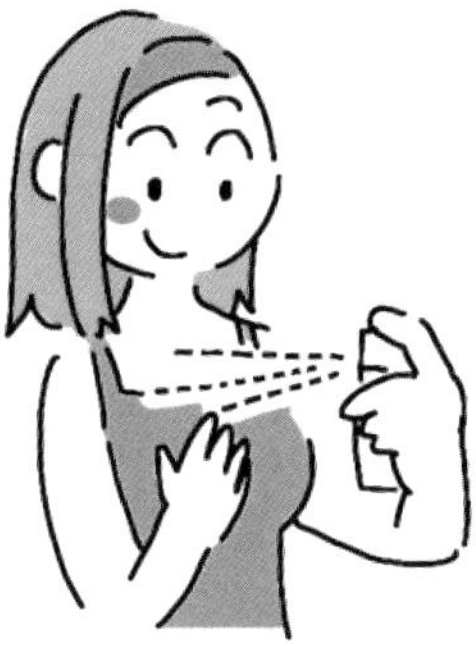

塩化マグネシウム風呂の効能

- マグネシウムが全身に浸透する。
- 体がとても温まるため、「温熱療法」として利用できる。
- ケトン体値が上がる。
- こむら返り、眼瞼痙攣を予防する。
- 腰痛、膝痛、肩こりなど、関節や筋肉の痛みを改善させる。
- 夜間頻尿が改善する。
- 夜、熟眠できる。
- ADHDを改善させる。

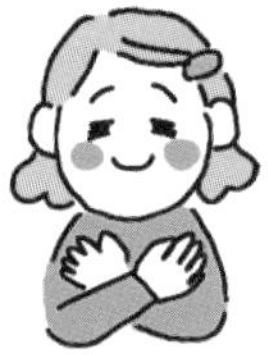
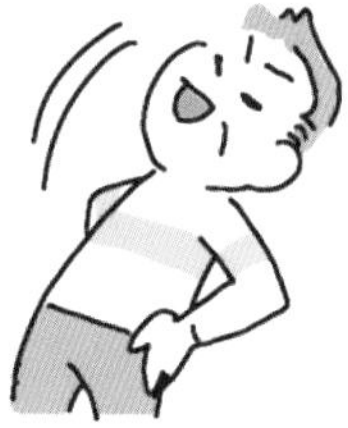
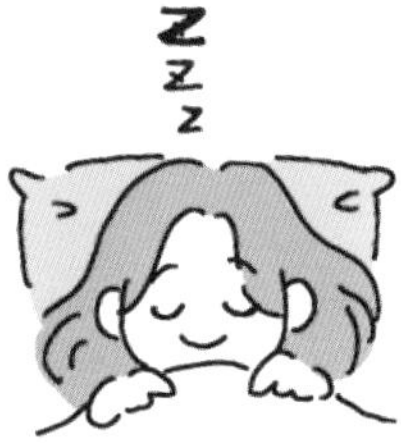

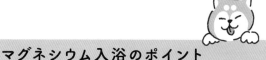

マグネシウム入浴のポイント

- 「死海の塩」の分量は、200mlが目安(計量カップ1杯)。
- お湯の温度は39〜41℃くらいが適温。
  5分以上はお湯に浸かる。
- マグネシウムは肌からすぐに吸収されるので、入浴後に体を洗い流してもOK。

塩化マグネシウム風呂のつくり方

- 肌に塗るマグネシウム以外にも、湯船にマグネシウムを入れる方法（塩化マグネシウム風呂）もあります。
- 入浴すると全身からマグネシウムを吸収しますので、疲労回復や病気予防につながります。体が温まり、リラックス効果、皮膚疾患を改善する効果もあります。
- 塩化マグネシウムの中でもニチガの「死海の塩」は、入浴効果が高いのでおすすめです。

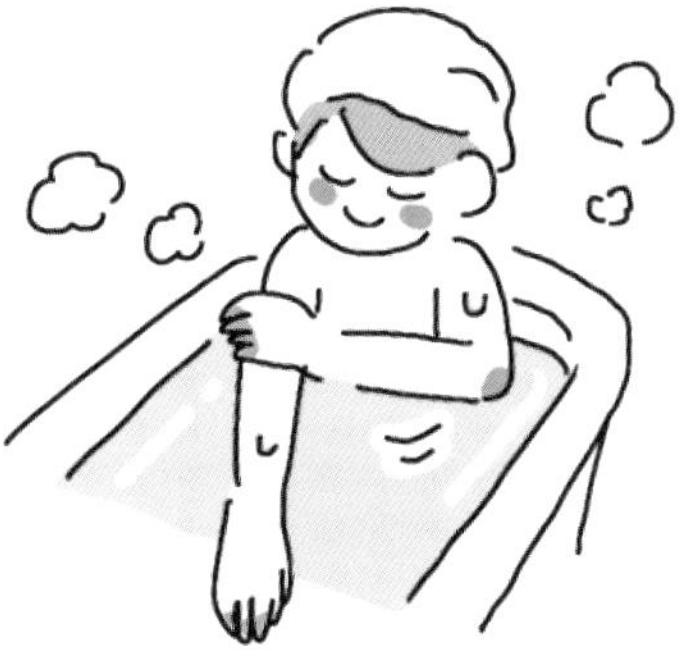

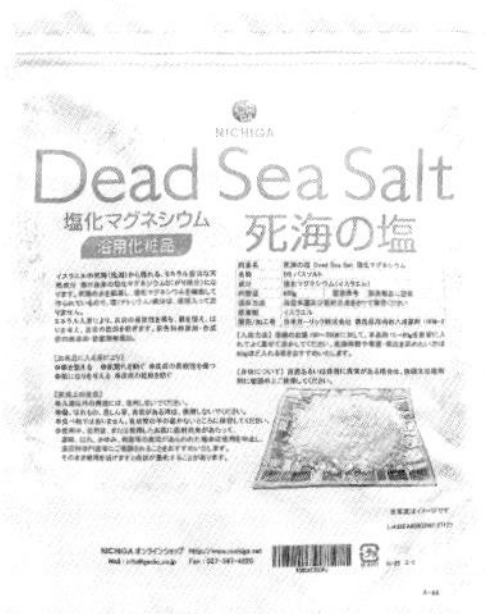

塩化マグネシウム（ニチガ「死海の塩」）を風呂の湯に溶かします。

「死海の塩」は湯船に計量カップ1杯（200ml）を入れて、5分以上浸かりましょう。その他の塩化マグネシウムを用いる際は、カップ3～4杯。肌が弱い人は量を減らします。

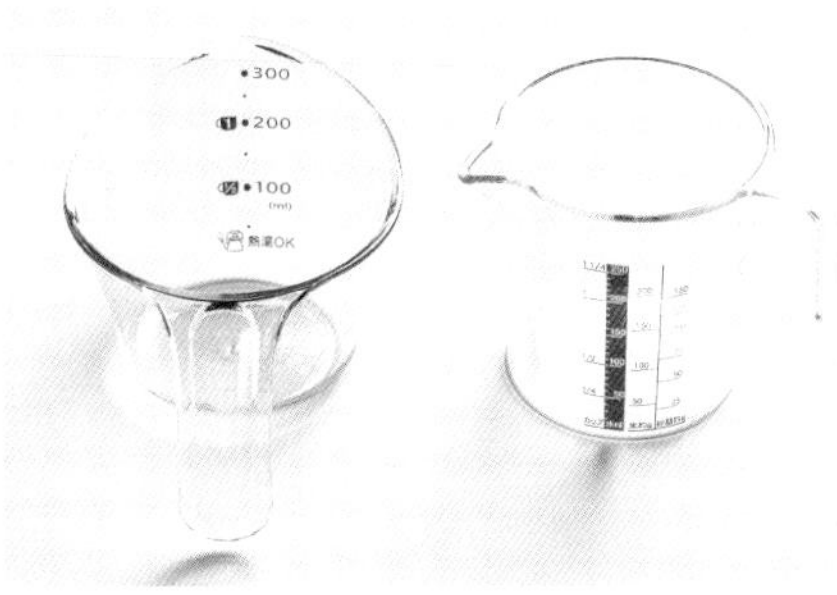

STEP

5 ビタミンB、C、Eの摂取をはじめる

タンパク質とミネラル（鉄、マグネシウム）を摂取する習慣ができたら、次はビタミンです。ビタミンは食事からも摂取できますが、潜在的な欠乏症を抱える人がたくさんいます。食事だけではビタミンの十分量は、なかなか摂れません。サプリメントでビタミンB、C、Eを摂取しましょう。

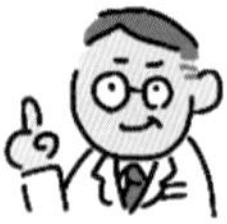

ビタミンの効能

ビタミンB群
心臓や神経を働かせるなど、すべての代謝に必要なビタミンです。皮膚や粘膜を健やかに保ち、がんの予防にも重要です。

ビタミンC
1日に大量の摂取が必要なビタミンです。強力な抗酸化作用で免疫力を高め、老化を予防します。

ビタミンE
抗酸化作用や栄養素の取り込みを助ける作用があります。ビタミンEを摂ることで、BとCの効果が2倍になると考えれば、わかりやすいでしょう。

ビタミンB、C、Eの用量

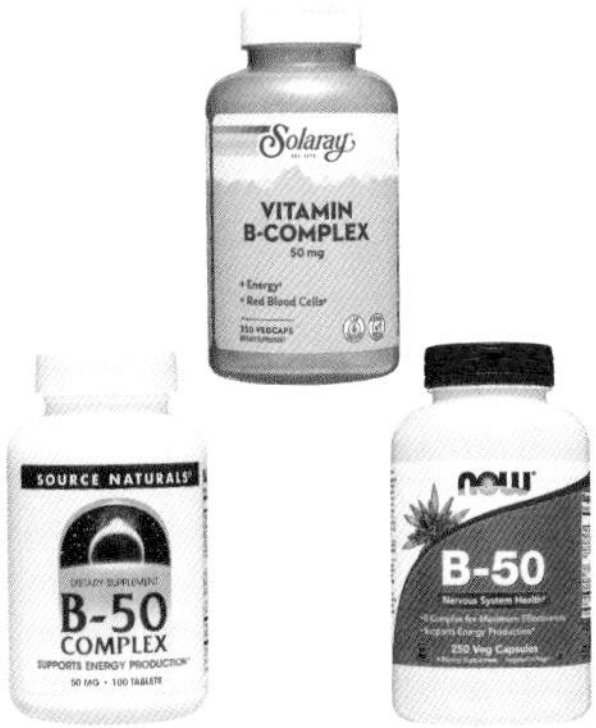

ビタミンB群

1日の必要量は100～300mg。
B50コンプレックスを1日2錠
（朝夕に1錠ずつ）。
B50コンプレックスは、
ビタミンB群を複合的に
50mgずつなど含む錠剤。

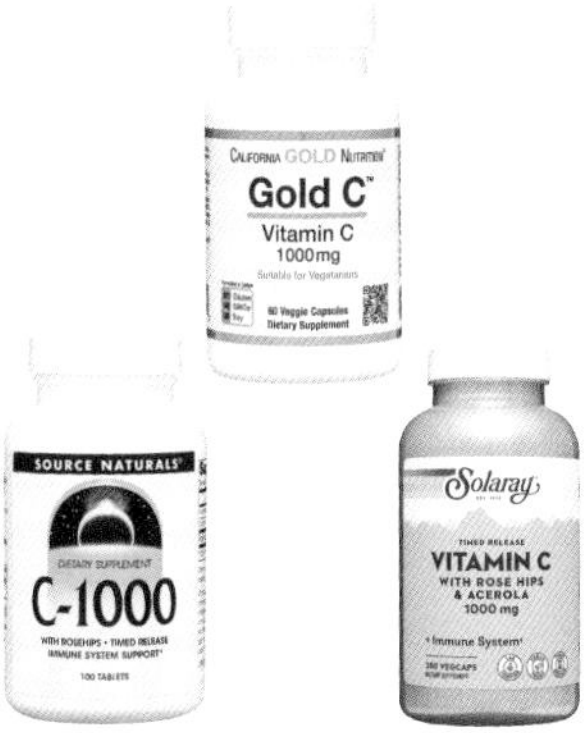

ビタミンC

1日の必要量は
3000～9000mg（3～9g）。
C1000を1日3錠
（朝昼夕に1錠ずつ）。

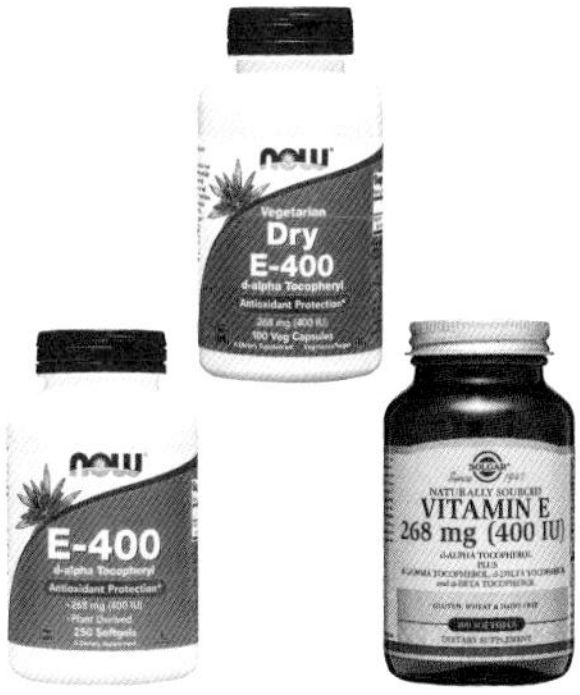

ビタミンE

1日の必要量は400～800IU
（IUは国際単位International Unitの略）。
E400（ミックストコフェロール）
を1日1錠（朝に1錠）。

おすすめの
ビタミンC

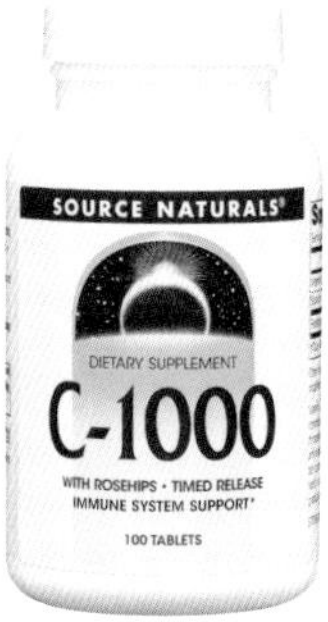

ソースナチュラルズ
C1000
1日3錠（朝昼夕に1錠ずつ）

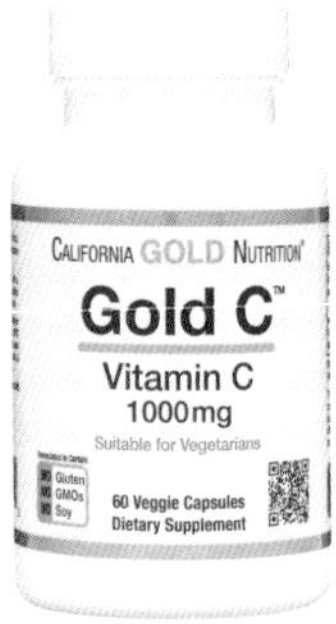

カリフォルニア
ゴールド Gold C
（1000mg）
1日3錠
（朝昼夕に1錠ずつ）

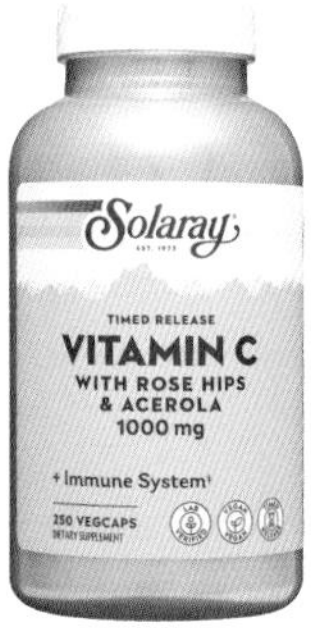

ソラレー ビタミンC
（1000mg）
1日3錠（朝昼夕に1錠ずつ）

ビタミンCがないと美肌をつくるコラーゲンは合成できません。抗ウイルス、便秘解消の作用もあります。Cの必要量は人それぞれ、お腹がゆるくなる手前まで飲めば満たされます。

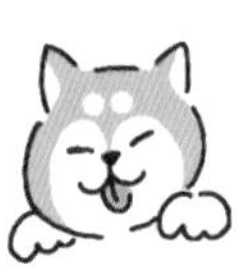

ストレスや不調があればあるほど
Cが重要！

ビタミンB、C、Eの摂り方

おすすめのビタミンB群

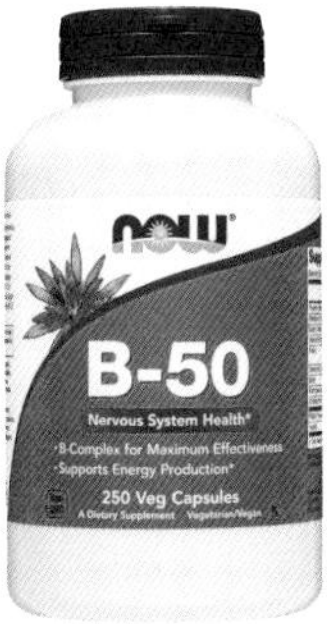

Now ビタミン B50
1日2錠（朝夕1錠ずつ）

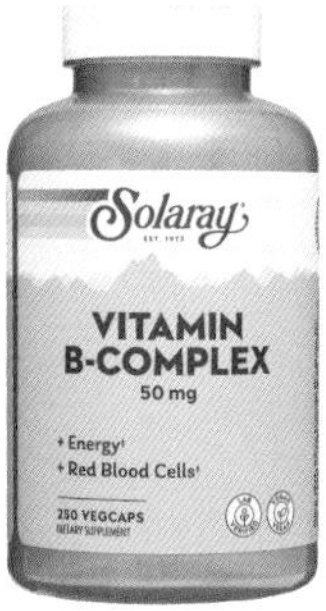

ソラレー
B コンプレックス 50
1日2錠（朝夕1錠ずつ）

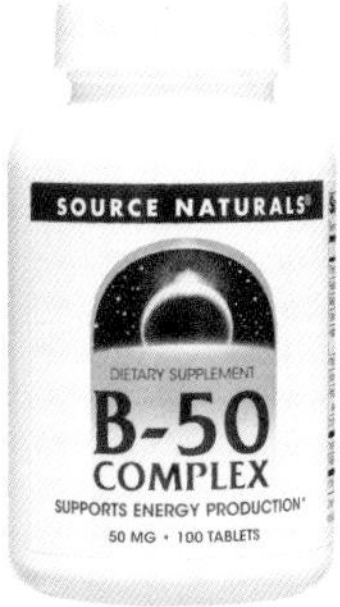

ソースナチュラルズ
B50 コンプレックス
1日2錠（朝夕1錠ずつ）

ビタミンB群にはイライラに効くB1、糖質や脂質をエネルギーに変えるB2、タンパク質を代謝するB6、健康な血液をつくる葉酸とB12、美肌・美髪をつくるビオチンなどが含まれます。

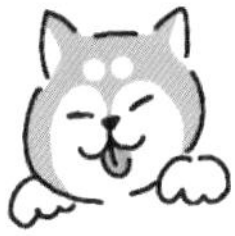

B群を50mgずつなど
摂ることができる！

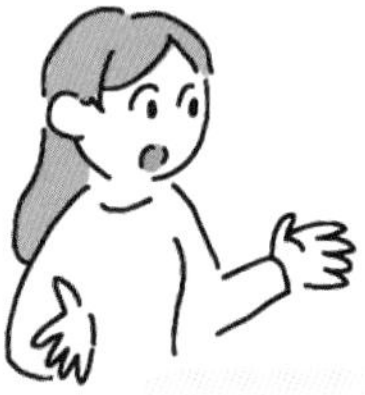

Q サプリメントは、マルチビタミンではダメですか？

A 広く浅く摂っても、効果は低いでしょう。各単剤（ビタミンB、C、E）のサプリメントを用いて、1日に必要な十分量を摂ってください。

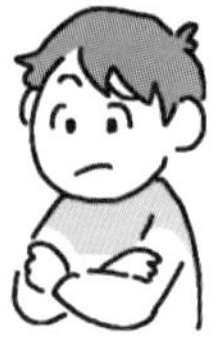

Q 錠剤やカプセルが大きくて、サプリメントが飲めません……

A カプセルの場合は、開けて中身だけを飲んでも結構ですし、錠剤が大きければ噛んでから水で流し込んでも結構です。慣れてくると、抵抗なく飲めるようになるでしょう。

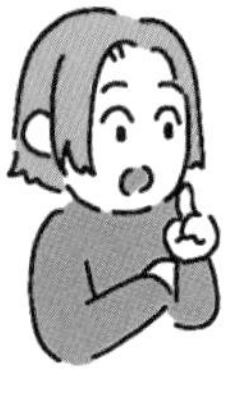

Q 人工的なサプリメントをたくさん飲むのは抵抗があります……

A 現代において食事だけで必要な栄養素を満たすのは、どうしても無理があります。栄養素が少ない食材や加工食品が多くなった今日では、なおさらサプリメントは必須でしょう。飲む飲まないではなく、何を飲むかに目を向けてください。

ビタミンB、C、Eの摂り方

＼ おすすめの
ビタミンE ／

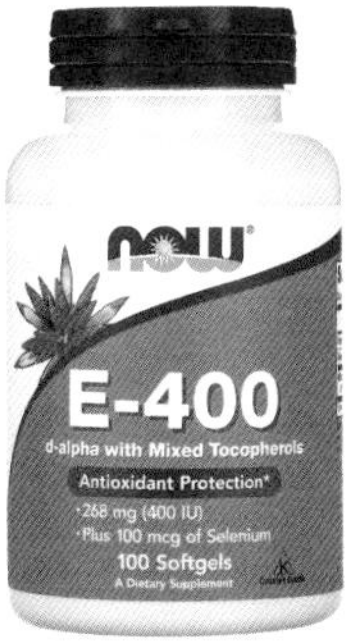

Now E-400
268mg（400IU）
（ミックストコフェロール）
1日1錠（朝に1錠）

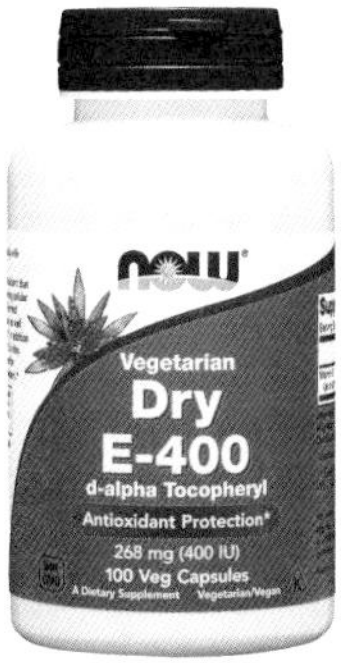

Now
ベジタリアンドライ
E-400
268mg（400IU）
1日1錠（朝に1錠）

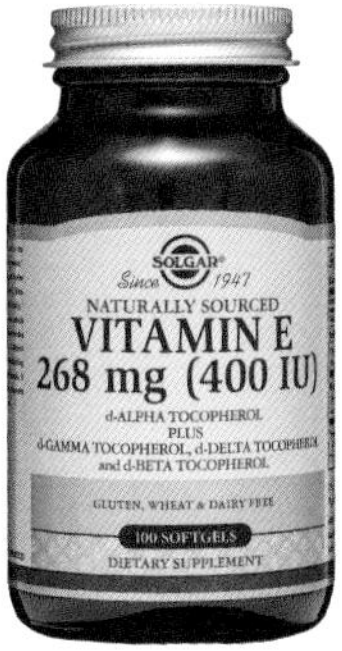

Solgar
ビタミンE
268mg（400IU）
1日1錠（朝に1錠）

若返りと子宝のビタミンとも呼ばれるビタミンE。生理の不調改善にも欠かせません。Eは必ず天然型（d-α）を選び、合成型（dl）は避けましょう。ミックストコフェロールがおすすめです。

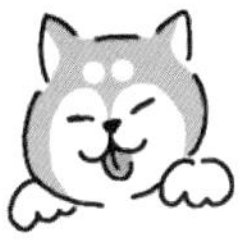

ビタミンEで
B群とCの効果を高める！

自分で治す栄養療法　まとめ

第1章のおさらいをしましょう。まずはステップ①の「病気を予防する食事」を心がけてください。1日に卵3個と肉200gを食べ、糖質を減らすことが重要です。

そしてステップ②、プロテインを飲みましょう。毎日20g（60cc）×2回（朝夕）です。

さらにステップ③～⑤のサプリメント摂取を習慣にします。ステップ③～⑤のサプリメント一式を私は「新ATPセット」と呼んでいます（生きるエネルギーATPを増やすセット）。

病気を予防する食事、プロテイン、「新ATPセット」をつづけましょう。

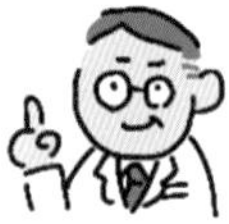

栄養療法は順序が大事

ステップ①　「病気を予防する食事」に取り組む
ステップ②　プロテインを飲む
ステップ③　鉄の摂取をはじめる
ステップ④　マグネシウムの摂取をはじめる
ステップ⑤　ビタミンB、C、Eの摂取をはじめる

栄養療法のはじめ方（大人）

- 「病気を予防する食事」に取り組む
- 毎日プロテインを20g（60cc）×２回摂る（朝夕）
- 新ATPセットを摂る
  - **鉄**：Nowアイアン36mg（キレート鉄）なら、３錠（夕に３錠）
  - **マグネシウム**：100mgを４錠（朝夕に２錠ずつ）
  - **ビタミンB**：B50コンプレックス、２錠（朝夕に１錠ずつ）
  - **ビタミンC**：C1000、３錠（朝昼夕に１錠ずつ）
  - **ビタミンE**：E400（ミックストコフェロール）、１錠（朝に１錠）

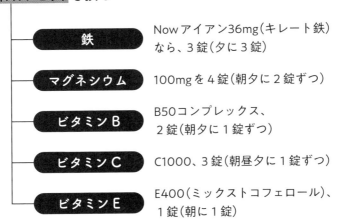

鉄とビタミンEは同時に摂取してはいけません。
Eは朝、鉄は夕というように８時間ほど時間をずらして服用してください。

B50は夜遅い時間に飲むと不眠になることがあります。
夕方はできるだけ早い時間に飲むようにしてください。

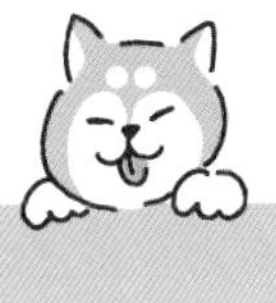

実践ポイント

- 毎日「病気を予防する食事」を心がける。
- 毎日プロテインを20g（60cc）×2回（朝夕）摂る。
- 毎日「新ATPセット」をつづける。

ふるさと納税を利用する

お礼品がプロテインの自治体もありますので、活用してみましょう。一例としては埼玉県川越市(ビーレジェンド)、山口県下関市(バルクスホエイプロテイン)などがあります(返礼品は内容変更になることもあります)。

ドラッグストア

ドラッグストアは何かと便利ですが、ネット通販に比べると入手できるプロテインやサプリメントは限られます。まずは身近で手に入れられるものからはじめたい方や、プロテインやサプリメントを切らしてしまった際は、活用してください。

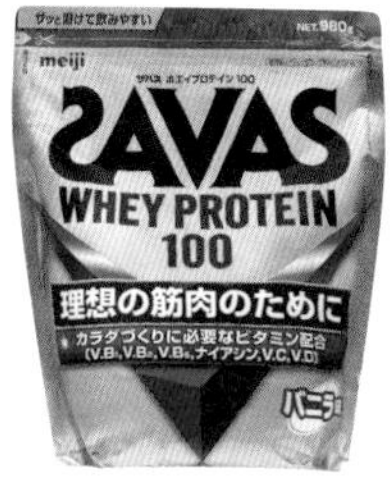

ドラッグストアでも手に入れやすい
プロテインのザバス
(ザバス ホエイプロテイン100
バニラ味)

コンビニエンスストア

飲料タイプのプロテインであれば、コンビニでも手に入ると思います。帰宅が遅くなったり疲れている際は、手軽な飲料タイプを活用するのもいいでしょう。すぐに飲めるので、手っ取り早くプロテインを摂取したい際は重宝します。

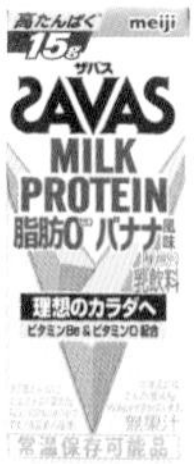

ザバス ミルクプロテイン
バナナ味

プロテインやサプリメントの入手方法

インターネット通販を利用する

本書では私が日常で使用しているものや、一般の人が購入しやすいプロテインやサプリメントを紹介しています。入手するのは、ネット通販を利用するのが最も便利です。ただし海外のものが多いため、サイトによっては価格が異なったり、変動したりします。また在庫切れのこともあります。以下のサイトなどを上手に使って、プロテインやサプリメントを切らさぬよう、ストックしておきましょう。

主なネット通販サイト

● iHerb（アイハーブ） https://jp.iherb.com

iHerbのウイッシュリスト
著者の推奨サプリメントです。Facebookの先頭に記事を固定しています。
https://www.facebook.com/tokumi.fujikawa
（紹介コードJZD352を使えば5%割引となります）

● Amazon（アマゾン） https://www.amazon.co.jp

商品名などで検索してみましょう。

● 楽天市場 https://www.rakuten.co.jp

商品名で検索すると、メーカー公式ショップなど多くのショップが見つかります。

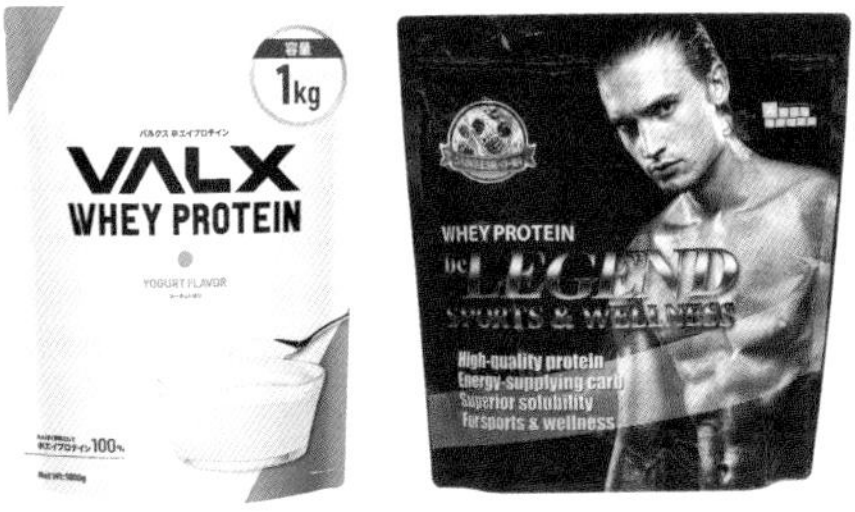

バルクスホエイプロテイン
ヨーグルト風味（左）

ビーレジェンド
ホエイプロテイン（右）

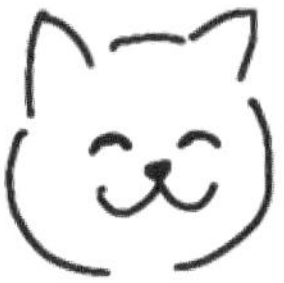

第2章

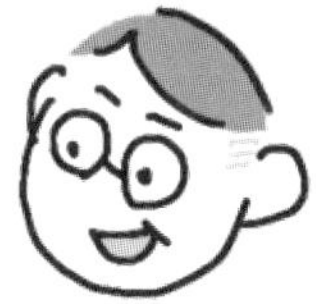

自分で治す栄養療法

メンタル不調・子ども編

メンタル不調がある際の栄養療法

第1章では、栄養療法のステップ①～⑤をご紹介しました。

もしメンタルの不調を抱えている際は、もうひとつ手順を加えてください。

うつ、パニック、イライラ、怒りっぽいなどのメンタル不調、あるいは（不安感が要因となっている）不眠といった症状です。

その際は「新ＡＴＰセット」に加えて、ナイアシンアミドを摂取しましょう。

ナイアシンアミドはビタミンＢ３とも呼ばれ、心の安定をもたらすビタミンです。不安を抑えたり、眠りを促す効果があります。

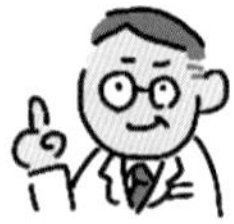

ナイアシンアミドの効能

メンタル不調を改善する。不安を抑える。

不眠を改善する。

リウマチを抱えている人も、ナイアシンアミドは効果的。

栄養療法のはじめ方（メンタル不調がある際）

STEP 1

「病気を予防する食事」に取り組む

▼

STEP 2

プロテインを飲む

▼

STEP 3

鉄の摂取をはじめる

▼

STEP 4

ナイアシンアミドの摂取をはじめる

▼

STEP 5

マグネシウムの摂取をはじめる

▼

STEP 6

ビタミンB、C、Eの摂取をはじめる

おすすめの
＼ ナイアシンアミド ／

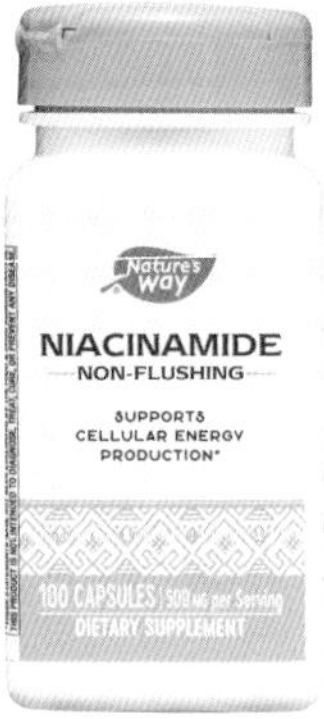

ネイチャーズウェイ
ナイアシンアミド
500mg

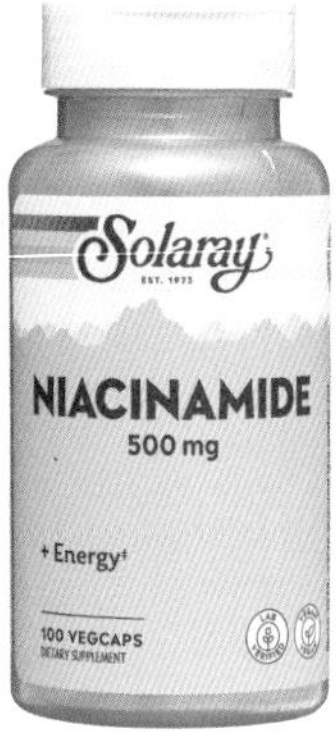

ソラレー
ナイアシンアミド
500mg

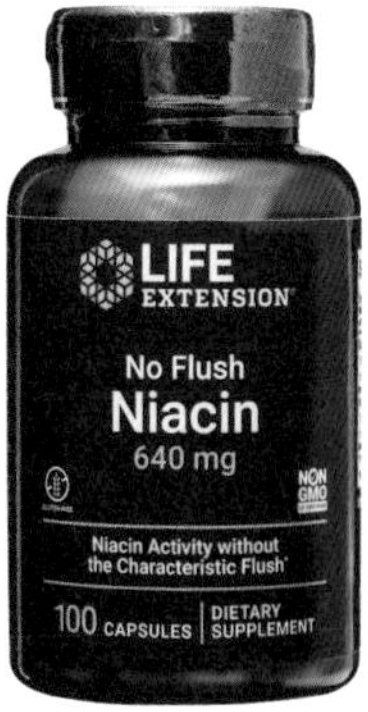

ライフエクステンション
ノーフラッシュ
ナイアシン（640mg）

ナイアシンアミドの代わりにナイアシン（フラッシュフリー、ノーフラッシュのもの）を用いてもよい。ただし一般的なナイアシンはフラッシュ（顔面紅潮やほてり、かゆみ症状）が起きることがあるため、用いないでください。

ナイアシンアミドの摂り方

- 1日1500mg（朝昼夕に500mgを1錠ずつ）で開始。
- 1週間後からは3000mg（朝昼夕に500mgを2錠ずつ）に増量し、以降も継続。
- 吐き気や眠気が生じた際は、減量すること。

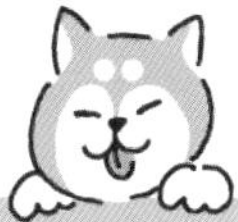

ナイアシンアミドの摂取ポイント

- ナイアシンアミドは、不安を抑えたり、眠りを促す効果がある。
- 飲むと必要以上に眠くなる際は、朝1錠、昼1錠、夕3錠とする。あるいは、朝1錠、昼1錠、夕2錠、睡眠前2錠とする。
- ナイアシンアミドではなくナイアシンを用いる際は、必ずフラッシュフリー（ノーフラッシュ）のナイアシンを用いる。

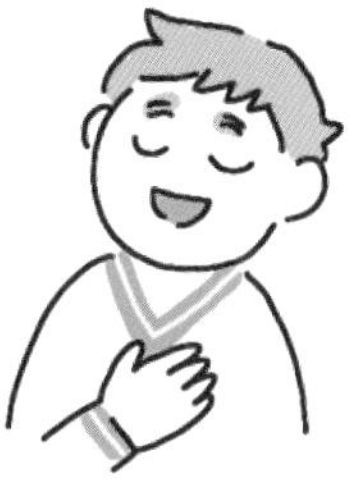

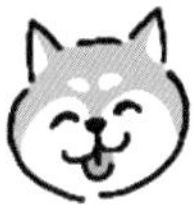

こてつのひとこと

不足してるのに
過剰摂取を心配しないこと。
効果が実感できれば、つづけられる。

子どもの栄養療法はどうするの？

子どもが栄養療法をはじめる際も、ステップ④としてナイアシンアミドの摂取を加えましょう。成長期の子どもだけでなく、子どもが発達の課題やメンタル不調を抱えている際も、ナイアシンアミドは必須です。ナイアシンアミドは、脳神経を正常に働かせる効果もあります。

子どものナイアシンアミド摂取

6歳までは1日1000mg（朝夕に500mgを1錠ずつ）～1500mg（朝昼夕に500mgを1錠ずつ）。

7歳からは1日2000mg（朝夕に500mgを2錠ずつ）～3000mg（朝昼夕に500mgを2錠ずつ）に増量。

ナイアシンアミドのカプセルが飲めない小さいお子さんは、カプセルを開けて（中身を出して）他のものに混ぜましょう。かなり苦いため、もともと苦いチョコプロテイン、チョコアイス、ココア、ミロなどがいいでしょう。

ナイアシン（フラッシュフリー、ノーフラッシュ）を用いる際は、苦みはなく無味なのでヨーグルトやプロテインに混ぜましょう。

栄養療法のはじめ方（子ども）

STEP 1

「病気を予防する食事」に取り組む

▼

STEP 2

プロテインを飲む

▼

STEP 3

鉄の摂取をはじめる

▼

STEP 4

ナイアシンアミドの摂取をはじめる

▼

STEP 5

マグネシウムの摂取をはじめる

▼

STEP 6

ビタミンB、Cを加えてもよい

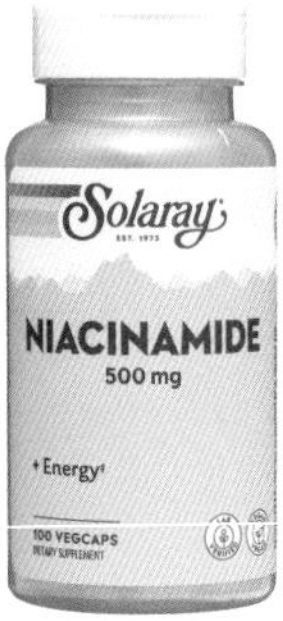

ソラレー
ナイアシンアミド 500mg

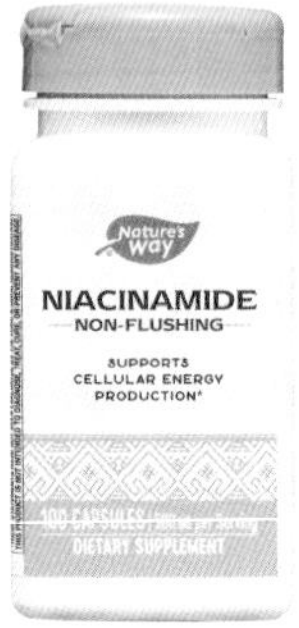

ネイチャーズウェイ
ナイアシンアミド 500mg

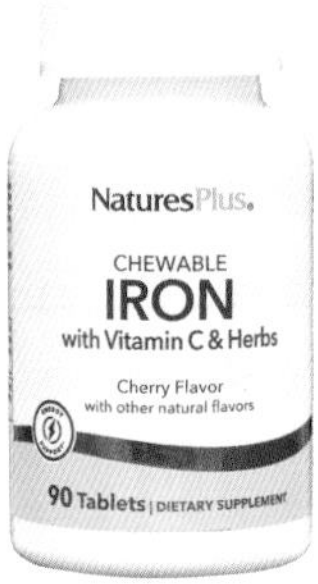

ネイチャーズプラス
チュアブル鉄

離乳したころの小さな子どもなら、舐めるタイプのチュアブル鉄27mgを1日1～2錠、与えるといいでしょう。

メグビーミックス（メグビー社）

子どもの栄養療法には、メグビーミックスを推奨します。ナイアシンアミドやビタミンB、Cが含まれています。酸っぱいので、粉末をオレンジジュースなどに混ぜると飲みやすいでしょう。1包にビタミンB群は15mg、Cは2000mg、ナイアシンアミドは150mg含まれています（ナイアシンアミドは、単剤サプリを併用してもいいでしょう）。2～3歳は1日1／2包×2回、4歳以降は1日1包×2回を目安にしてください。お腹がゆるくなるようでしたら、その都度、量を減らしましょう。

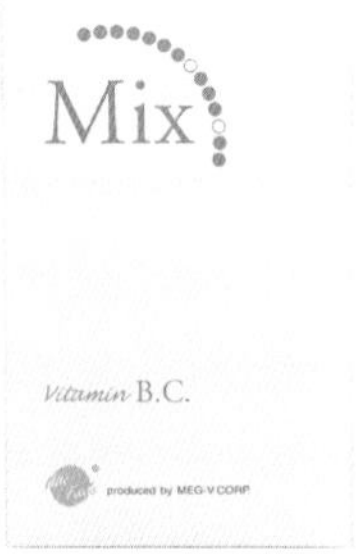

子どもの栄養療法　摂取目安

おおよそ中学生になるまでは、以下を子ども用量の目安としてください。

● プロテイン

1日5g（15cc）～10g（30cc）×2回（朝夕）。

● 鉄

1日の必要量は70～100mg。

Nowアイアン36mgなら1日2～3錠（夕に2錠または3錠）。

「フェリチン値150」に達していれば、半量にして鉄の摂取を継続。

● ナイアシンアミド

6歳までは1日1000mg（朝夕に500mgを1錠ずつ）～1500mg（朝昼夕に500mgを1錠ずつ）。7歳からは1日2000mg（朝夕に500mgを2錠ずつ）～3000mg（朝昼夕に500mgを2錠ずつ）に増量。

● マグネシウム

1日の必要量は200～400mg。

100mgなら1日2～4錠（朝夕に1錠または2錠ずつ）。

子どものプロテインは、離乳食を開始した以降に。

ステップ⑤のマグネシウムが飲めるようになれば、ステップ⑥としてビタミンB、Cを加えてもいいでしょう（小学校中学年以降）。

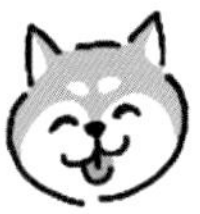

こてつのひとこと

とにかく実践。少量からはじめてみる。

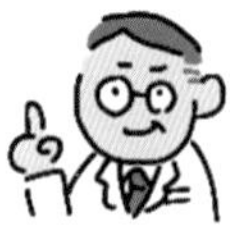

ＡＤＨＤ（注意欠陥・多動性障害）の栄養療法

ＡＤＨＤの治療も、先述した「メンタル不調がある際の栄養療法」と基本的には同じです。ただし、「マグネシウム不足型」と「ナイアシン不足型」があります。マグネシウムの摂取によってお腹がゆるくなるか否かで、どちらの不足型なのかを見分けて対処しましょう。

「マグネシウム不足型」と「ナイアシン不足型」の見分け方

マグネシウム不足型のＡＤＨＤ

マグネシウムを１日に４００mg（１００mg×4錠、朝夕に2錠ずつ）飲んで、お腹がゆるくならなければ「マグネシウム不足型」です。

ナイアシン不足型のＡＤＨＤ

マグネシウムを１日に４００mg（１００mg×4錠、朝夕に2錠ずつ）飲んで、お腹がゆるくなれば「ナイアシン不足型」です。

栄養療法のはじめ方（ADHD）

STEP 1

「病気を予防する食事」に取り組む

▼

STEP 2

プロテインを飲む

▼

STEP 3

鉄の摂取をはじめる

▼

STEP 4

ナイアシンアミドの摂取をはじめる

▼

STEP 5

マグネシウムの摂取をはじめる

▼

STEP 6

「マグネシウム不足型」か
「ナイアシン不足型」かを見分ける

▼

STEP 7

ビタミンB、Cを加えてもよい

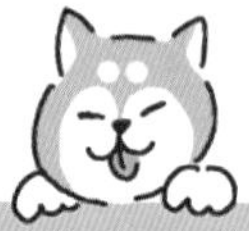

「ナイアシン不足型」のADHD栄養療法

- マグネシウムを1日に400mg(100mg×4錠、朝夕に2錠ずつ)飲んで、お腹がゆるくなれば「ナイアシン不足型」です。
- その際はマグネシウムを減量して、ナイアシンアミドを十分量摂りましょう。6歳までは1日1000mg(朝夕に500mgを1錠ずつ)〜1500mg(朝昼夕に500mgを1錠ずつ)。7歳からは1日2000mg(朝夕に500mgを2錠ずつ)〜3000mg(朝昼夕に500mgを2錠ずつ)に増量します。

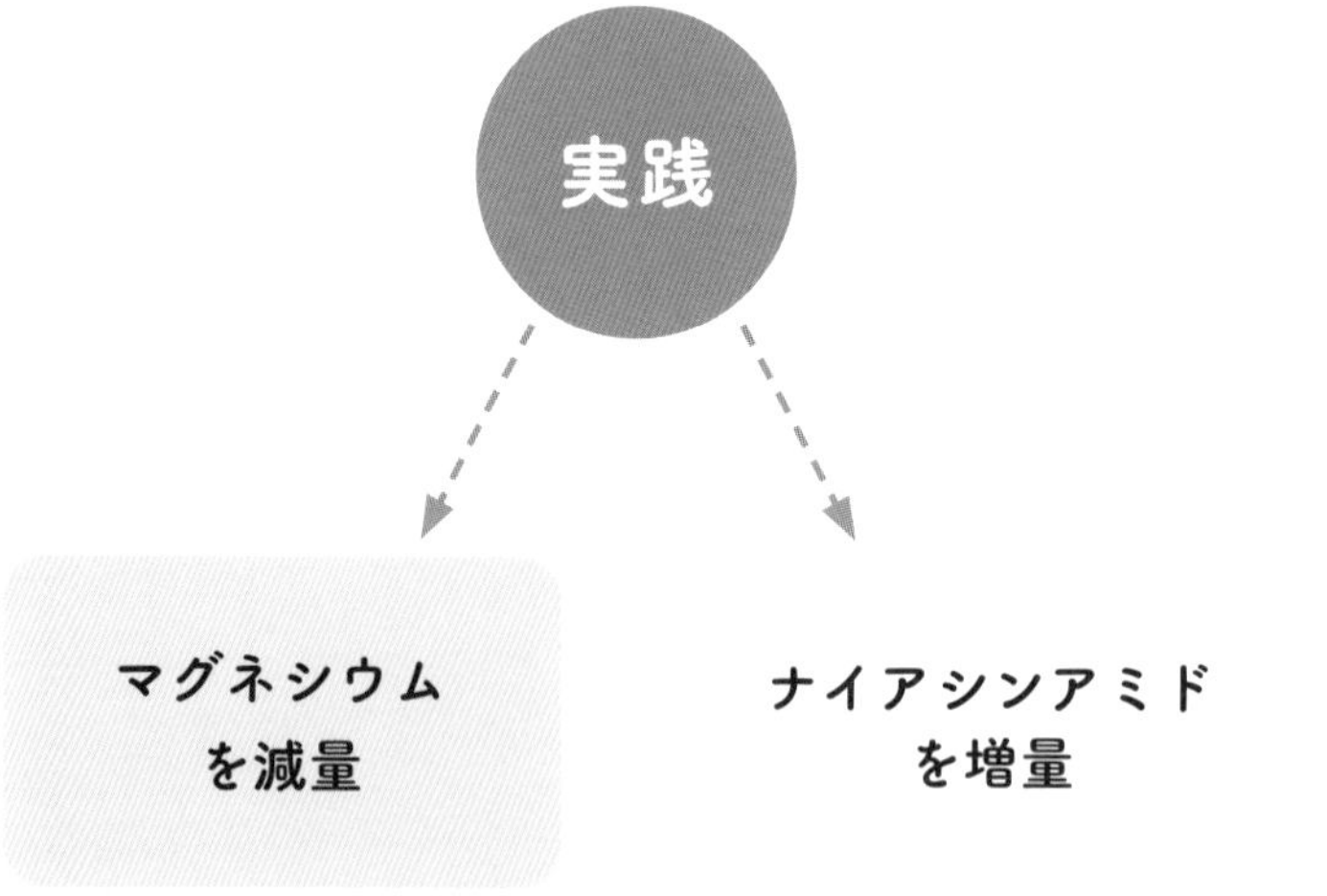

ナイアシン不足型

タイプ別・ADHDの栄養療法

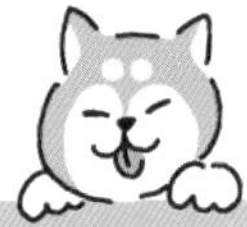

「マグネシウム不足型」のADHD栄養療法

- マグネシウムを1日に400mg（100mg×4錠、朝夕に2錠ずつ）飲んでも、お腹がゆるくならなければ「マグネシウム不足型」です。
- その際は「お腹がゆるくならない最大量」のマグネシウムを継続しましょう（100mg×10～12錠でも、お腹がゆるくならない人もいます）。
- マグネシウムをたくさん飲める人は、ナイアシンアミドは500mg×1～2錠に減量します。

実践

マグネシウム
最大量を継続

ナイアシンアミド
を減量

マグネシウム不足型

起立性調節障害（ＯＤ）の栄養療法

起立性調節障害（ＯＤ）は、小学校高学年から高校生くらいまでに見られる症状です。朝なかなか起きられないことから、遅刻を繰り返したり、不登校になることもあります。自律神経の乱れやストレスなどの原因が指摘されますが、真の原因は第二次性徴期に伴って鉄・タンパク質がどんどん必要になり、これらが不足していることにあります。

治療としては、高タンパク／低糖質食＋鉄が必須です。

注意事項

＊食欲セットを処方するのは起立性調節障害の中学～高校生のみです。基本的にはＡＤＨＤなどの小学生には処方しません。

＊ＥＳポリタミンは、処方薬のＥＡＡです。プロテインの効果を高めます。

＊マーズレンSは、処方薬のグルタミンです。

＊ドグマチールは、食欲のないうつ病患者に処方する抗うつ薬で胃薬。女性は高用量では乳汁分泌、月経遅延を生じるので少量としています。

＊プロマックDは、カルノシン亜鉛の胃薬です。空腹時に飲むと吐き気が出るので、必ず食後に服用します。

＊通販サイトのiHerbではドグマチールは手に入りませんが、ＥＡＡ、カルノシン亜鉛、グルタミンは入手可能です。

ODの栄養療法（男女・食欲別）

食欲のあるOD男性の栄養療法

・プロテイン20g（60cc）×2回

・ESポリタミン2g×2包

・グルタミンパウダー5g×2回

➡ 3か月で改善します。

食が細いOD男性の栄養療法（男性用「食欲セット」）

・プロテイン10g（30cc）×2回

・ESポリタミン2g×2包

・マーズレンS（0.5g）×2包

・ドグマチール50×2錠

・プロマックD（亜鉛）×2錠

➡ 6か月で改善します。

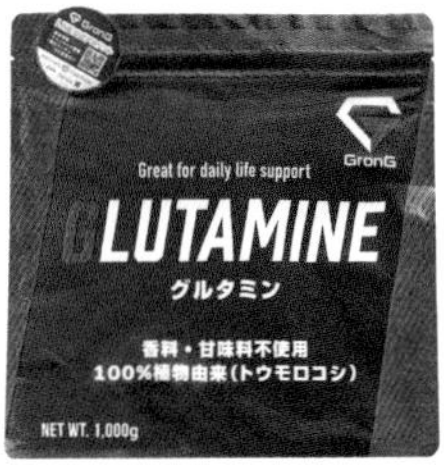

グロング
グルタミンパウダー

食欲のあるOD女性の栄養療法

・プロテイン10g（30cc）×2回

・ESポリタミン2g×2包

・グルタミンパウダー5g×2回

➡ 6か月で改善します。月経で鉄とタンパク質を失うので、男性より改善に時間が必要。

食が細いOD女性の栄養療法（女性用「食欲セット」）

・プロテイン10g（30cc）×2回

・ESポリタミン2g×2包

・マーズレンS（0.5g）×2包

・ドグマチール50×1錠

・プロマックD（亜鉛）×1錠

➡ 1年つづければ改善します。

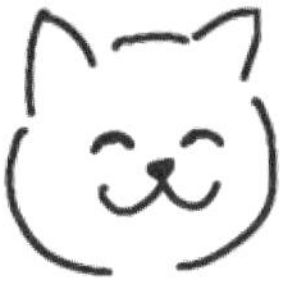

第3章

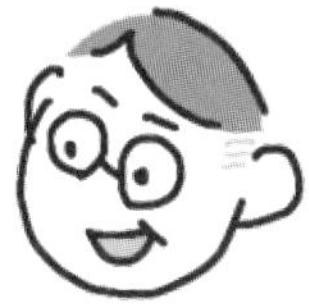

お悩み・症状別ワンポイントアドバイス

○○という病気を治すためには、どんな栄養やサプリメントが必要ですか？

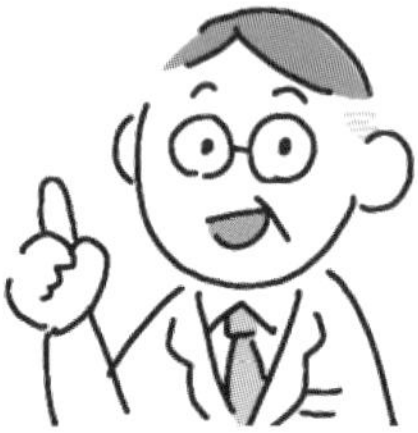

このような質問が、毎日たくさん私の手元に届きます。

答えは、「すべての病気の治療は同じ」ということです。

うつ病、ＡＤＨＤ、アトピーなどの皮膚炎、リウマチ、高血圧、がん、認知症……といった治療は、すべて同じなのです。

とはいえ、お悩みや症状によっては、増やしたほうがよいサプリ、減らしたほうがよいサプリがあります。

優先順位が若干異なることもあります。

気になる項目は、プラスアルファの知識としてください。

いずれも用量は1日量を示しています。

精神科の薬を減らしたい（うつ病、不安障害、躁うつ病、統合失調症など）

薬は代謝酵素阻害作用であり、タンパク質は代謝酵素です。つまりタンパク不足があると薬が効かず、追加処方で投薬量が増えてしまいます。タンパク不足を解消せずに、減薬することは困難です。プロテインを飲むと、薬の効きがよくなります。まずは高タンパク／低糖質食を心がけて、プロテインを飲んでください。

また鉄不足を改善し、ナイアシンアミド５００mg×６錠（１日３回に分けて）、ビタミンC１０００×３錠（１日３回に分けて）、マグネシウムを併用すると効果があります。罹病が長いほど減薬に時間がかかりますので、焦らず取り組んでください。

ナイアシンアミドが有効な精神科疾患

ナイアシンアミドは、すべてのメンタル不調に効果があります。子どもであれば、ＡＤＨＤ、発達障害、起立性調節障害（ＯＤ）などに効果があります。成人であれば、統合失調症、躁うつ病、うつ病、パニック障害、強迫性障害、不眠症などです。高齢者は、認知症のＢＰＳＤ、アルツハイマーの物盗られ妄想、前頭側頭型認知症（ピック病）のイライラや怒りっぽさなどに著効します。

プロテインを習慣化してナイアシンアミドを摂取すると、子どもから高齢者まで効果があり、治療薬を減量することが可能になります。

カルシウム過多（異所性石灰化、不整脈、尿路結石）

血液中のカルシウム濃度が高くなる病気は、カルシウムの過剰とマグネシウムの不足が原因です。まずは、カルシウム過多の食品である牛乳をやめることが重要です。

次にマグネシウム単剤のクエン酸マグネシウム、もしくはアミノ酸キレートマグネシウムを服用してください（カルシウムとマグネシウムの合剤であるカルマグは用いず、マグネシウムの単剤を用いる）。マグネシウムの経皮摂取も有効です（マグネシウム入浴、塩化マグネシウムを直接肌に塗る）。

ＬＤＬコレステロール（ＬＤＬ−Ｃ）を下げたい

悪玉コレステロールと呼ばれるＬＤＬコレステロールを下げる薬（スタチン）を飲む必要は、ありません。基本の食事と「新ＡＴＰセット」、ナイアシンアミド、マグネシウムの摂取をはじめましょう。

ナイアシンは脂質代謝異常を改善させます。フラッシュフリーナイアシンはナイアシンより弱いですが、脂質代謝異常を改善させる作用はあります。一方、ナイアシンアミドには脂質代謝異常を改善させる作用はありません。

まずはナイアシンアミドを２～３か月つづけ、フラッシュフリーナイアシン（ノーフラッシュ）に変更し、５００mgなら１日６錠を服用します。４錠くらいでも継続することで、順調に下がることもあります。

高血圧

食事の糖質を減らすだけでも、血圧は下がります。また第１章の「病気を予防する食事」を参照し、良質な油と塩を摂ってください。サプリはビタミンC１０００×３～６錠（１日３回に分けて）とE４００×２～５錠（１日１回）を摂れば、血液粘度が下がって血液が流れやすくなります。またマグネシウム４００～１２００mg（最大でも２４００mg。１日２～３回に分けて）も有効ですが、女性は血圧を下げすぎて低血圧になることもあるので注意が必要です。マグネシウム入浴も併用すれば、短期間で確実に血圧を正常化できるでしょう。

腎臓病

腎臓が悪い人は、病院で低タンパク食を指導されます。しかし、これはおかしな話です。腎臓という臓器そのものがタンパク質なのですから、絶えずこわされて、つくり直されています。タンパク質の供給が不十分なままで改善するわけがありません。

腎臓病の原因は、長年の糖質過剰摂取、悪い油による糖化、酸化です。腎臓は毛細血管が集まっています。血管壁のコラーゲンを強くするために、タンパク質とビタミンCは必須。血流をよくするために、ビタミンEとナイアシン、そしてマグネシウムも必要です。

糖尿病

慢性の高血糖状態が起こる糖尿病は、低糖質食が治療の基本です。プロテイン20g×2回と高タンパク食に加え、ビタミンB、ナイアシン（ナイアシンアミド）、ビタミンC、マグネシウムを摂ってください。

欧米では糖尿病治療に、必須ミネラルのひとつであるクロムを用います。クロムのサプリメント（GTF：グルコーストレランスファクターの名称で販売）を飲むのもいいでしょう。オーソモレキュラーではビタミンB100を2時間ごとに飲むように指導されますが、ビタミンB50（1錠）を1日に3回、そして体内で持続的に効果を発揮するベンフォチアミン（ビタミンB1）を1日1錠服用すれば大丈夫です。

関節痛

ビタミンEの服用によって血流を改善させると、関節痛が改善します。ビタミンE400×2～5錠（1日1回）を目安にしてください。そのうえでビタミンC1000×3～6錠（1日3回に分けて）を摂ると、効果があるでしょう。ナイアシンアミドも有効です。ナイアシンアミド500mg×6錠（1日3回に分けて）を摂取してください。

またマグネシウム入浴も非常に効果があり、「痛みが軽減して楽になった」との声を多数いただいています。

家族みんなでプロテイン

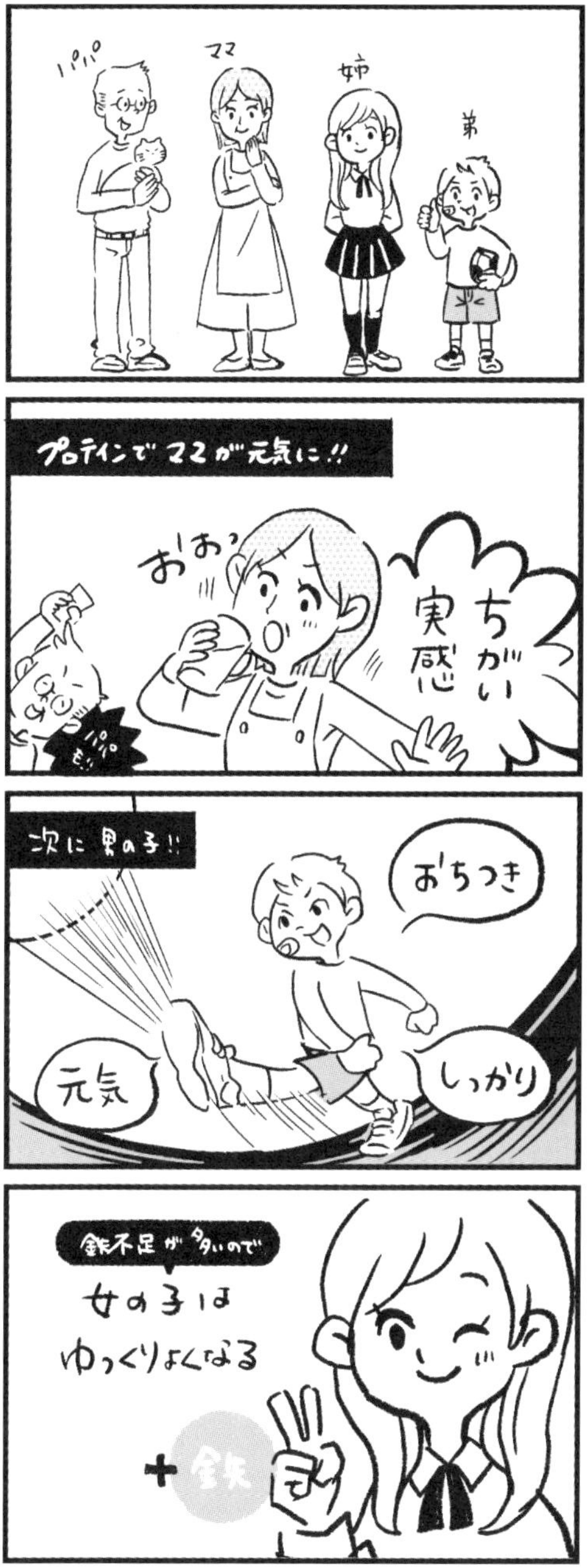
パパ
ママ
姉
弟
プロテインでママが元気に!!
おおっ
ちがい
実感
パパも!!
次に男の子!!
おちつき
元気
しっかり
鉄不足が多いので
女の子は
ゆっくりよくなる
+鉄

骨を強くしたい

年齢問わず骨は大事です。子どもは骨の成長や側湾症の治療、大人は骨粗しょう症の予防です。１日２回のプロテインとマグネシウム（経口）を摂り、マグネシウム入浴をおこないましょう。そのうえで「ビタミンＤ３＆Ｋ２」のサプリメントを１～２錠、ビタミンＫ２（ＭＫ-７）１００mcgのサプリメントを２～４錠服用するといいでしょう。また成長ホルモンの分泌を促すアミノ酸、アルギニンＨＣＬ（５g×２錠）もいいでしょう。

骨のために、牛乳やカルシウム強化食品を摂る必要はありません。カルシウム過剰が心配です。カルシウムは減らして、マグネシウムを摂ることを意識してください。

便秘

一般的には食物繊維や水分の補給をすすめられますが、じつはタンパク不足が原因で便秘になることもあります。この場合、プロテインを飲むだけで解消します。一方でプロテインや鉄を飲むと便秘になる、という人もいます。この場合は、マグネシウム不足が原因です。クエン酸マグネシウムまたはアミノ酸キレートマグネシウム２００mgを１日２回摂取し、便秘が解消するまで量を増やします。ビタミンC不足も便秘の原因です。ビタミンCを必要量より多く摂ると、お腹がゆるくなります。そうなる手前の量が、その人に必要なビタミンCの量だといえます。

貧血

血液中のヘモグロビン値が下がると、貧血と診断されます。ヘモグロビンとは、ヘム（鉄）＋グロビン（タンパク質）のこと。つまり、貧血は鉄とタンパク不足が原因です。タンパク質を増やさないまま鉄剤だけ投与しても、貧血は永遠に改善しません。

女性は食が細いので、食事だけで十分量のタンパク質は摂れないでしょう。貧血改善には高タンパク食に加え、プロテインを１日２回、そして鉄サプリメントを摂ることが必要です。赤血球を合成するための補酵素は、ビタミンＢ６、葉酸、ビタミンＢ12、ビタミンＣ、ビタミンＥです。これらは「新ＡＴＰセット」でまかなえます。

ＰＭＳ（月経前症候群）

生理の悩みであるＰＭＳは、エストロゲンとプロゲステロンの不均衡により生じます。両者の原料はコレステロールですので、卵などをしっかり食べてコレステロールを下げないようにしましょう。そのうえで補酵素であるビタミンＣとＥが十分にあると、必要なだけのエストロゲンとプロゲステロンが合成されます。

ＰＭＳの治療には、ビタミンＣ１０００×６錠（１日３回に分けて）＋ビタミンＥ４００×５錠（１日１回）を推奨しています。この方法で、ほとんどの人が改善します。

ダイエット

糖質を摂りすぎると、インスリンが過剰に分泌されます。インスリンはブドウ糖を脂肪に変換して脂肪細胞にため込みます。そのため体重増加が生じます。何より糖質の摂取を制限することが先決です。

しかし、鉄不足の女性がいきなり断糖すると、生きるエネルギーであるＡＴＰが不足し、体調不良に陥りがちです。砂糖はやめて、米と小麦を半分にする程度で糖質制限をはじめましょう。プロテイン20g×２回、高タンパク／低糖質食、「新ＡＴＰセット」をつづけましょう。そしてＢＵＮ（尿素酵素）20以上、（鉄の過不足の目安となる）フェリチン値は１５０以上を目標にすることで、自然なダイエットになります。

頭痛

多くの人は糖質制限をするだけで、頭痛が改善します。加えて、ビタミンＣ１０００とビタミンＥ４００を摂取しましょう。血液をサラサラにすることで酸素が行き届き、頭痛の原因でもある酸欠を防ぐことができます。またマグネシウムには血管拡張作用があり、血流をよくしますので、マグネシウム（経口）を摂ってください。マグネシウム入浴もおすすめします。さらにナイアシンアミド５００mgを６錠（1日3回に分けて）飲みましょう。３か月後にはフラッシュフリーナイアシンに切り替え、５００～６４０mgを６錠飲むと効果的です。

医師に頼りすぎない

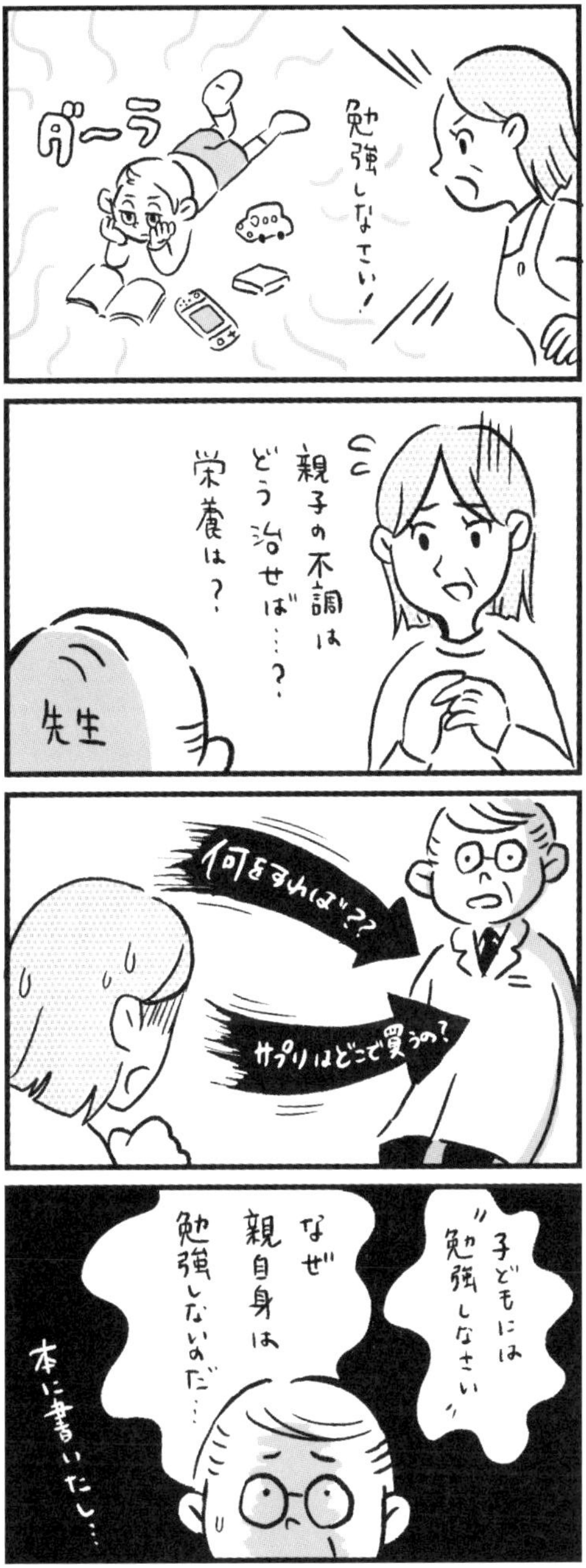
ダ〜ラ
勉強しなさい！
親子の不調はどう治せば…？
栄養は？
先生
何をすれば？？
サプリはどこで買うの？
〝子どもには勉強しなさい〟
なぜ親自身は勉強しないのだ…
本に書いたし…

不眠症

眠れない日がつづくと、生活に支障が出てしまいます。不眠症は、ナイアシンアミド５００mg×６錠、ビタミンC１０００×３〜６錠、マグネシウム２００mg×１錠、ビタミンB50×２錠、ビタミンE４００×１錠を摂って、マグネシウム入浴をおこないましょう。

眠りのホルモンであるメラトニンは、「トリプトファン→セロトニン→メラトニン」というメカニズムでつくられます。プロテインとナイアシン（あるいはナイアシンアミド）は、セロトニンの合成を促します。セロトニンからメラトニンを合成する際には、マグネシウムが必須となるので、欠かさないようにしましょう。

パーキンソン病

脳の異常のために体の動きに障害があらわれるパーキンソン病は、「新ATPセット」に加えて、グルタチオン点滴が有効です。２週間に１回の頻度でおこなうとよいでしょう。

加えて「ビタミンD３&K２」、NAC（N-アセチルシステイン）を摂取すれば効果的です。沖縄の塩「ぬちまーす」５〜10g（１日２〜３回に分けて）、そしてMCTオイルパウダー３gを１日２〜３回摂取することもおすすめします。

認知症

アルツハイマー型認知症は異常タンパクが原因とされますが、異常タンパクとは「糖化したタンパク」です。つまり原因は、数十年来の糖質過多＋タンパク不足です。近年、アルツハイマーは3型糖尿病と捉えられています。

プロテイン20g×2回、MCTオイルパウダー3g×2回、高タンパク／低糖質食が継続できれば、進行はかなり予防できます。レビー小体型の場合は、ナイアシンアミドを加えます。既存の認知症薬は副作用が多く、効果が乏しいので処方していません。「話題の新薬」にも私は期待していません。

壊血病、白血病、悪性リンパ腫

壊血病はビタミンCの欠乏によって起こる病気です。症状としては、あざ、歯ぐきや歯のトラブル、毛髪や皮膚の乾燥、貧血が起こります。じつは白血病、悪性リンパ腫の症状も同じです。したがって、治療のやり方も同じです。

欧米のオーソモレキュラー治療では、ビタミンCを1日60g摂るという方法を用います。三石理論はタンパク質を摂り、ビタミンCを1日40〜50g摂るという方法です。いずれも大量のビタミンCが必要という見解です。プロテインと糖質制限を併用すれば、ビタミンCの効果は格段に高まるため、4〜6gを（1日3回に分けて）摂れば大丈夫です。

アルコール依存症

オーソモレキュラーの精神科医であるエイブラム・ホッファー。20世紀、統合失調症やアルコール依存症の治療において、ナイアシンを用いて成果を上げました。アルコール依存症患者にナイアシンを投与すると、3分の1が断酒、3分の1がアルコール量を減らせています。

21世紀のアルコール依存症治療は、プロテイン20g×2～3回をベースにすることで、効果が高まります。ナイアシンアミド500mg×6錠を3か月ほど継続して、徐々にナイアシンに切り替えていきます。ビタミンC1000×3～6錠、ビタミンB50×3～6錠、そしてビタミンE400、ビタミンA、セレンも加えるとよいでしょう。

がんとケトン体

がんの原因は、鉄とタンパク不足による代謝の滞りと、乳酸の大量発生です。したがってプロテイン＋鉄＋ビタミン、ミネラルで代謝をスムーズにすれば、改善します。治療はプロテイン20g×2回＋高タンパク／低糖質食が基本です。

糖質ではなく脂肪をエネルギーにする代謝回路をつくることで、ケトン体を上げます。ケトン体の目標は、男性1・0mmol／L、女性0・5mmol／Lです。普通に糖質を摂っている人のケトン体は、0・0～0・1mmol／Lです。アルブミンは4・2～4・5、ヘモグロビンは12～15を維持しましょう。

バランスはアンバランス

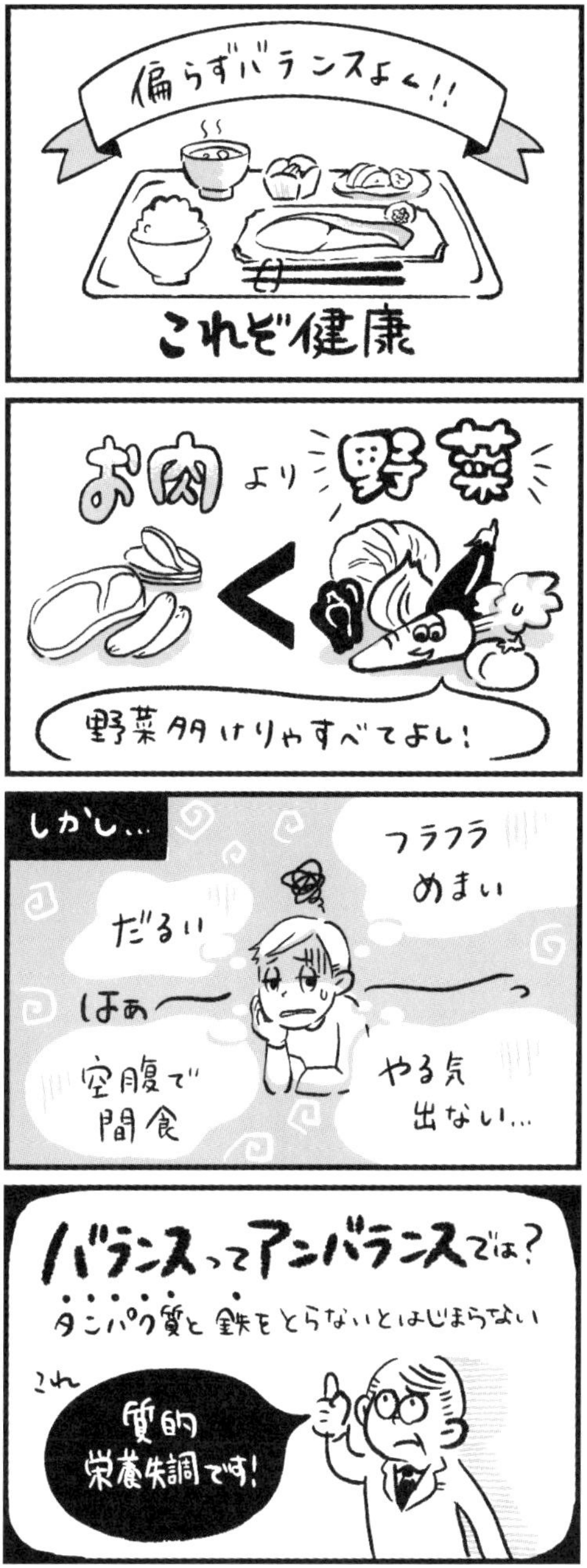
偏らずバランスよく!!
これぞ健康
お肉 より 野菜
<
野菜多けりゃすべてよし!
しかし…
フラフラ
めまい
だるい
はぁ〜〜〜〜っ
空腹で
間食
やる気
出ない…
バランスってアンバランスでは?
タンパク質と鉄をとらないとはじまらない
これ
質的
栄養失調です!

がん治療の栄養素

がんの治療に必要な栄養素は、ビタミンA、B群、ナイアシンアミド、ビタミンC、E、「ビタミンD3&K2」、鉄、亜鉛、マグネシウム、セレン、コエンザイムQ10、Rリポ酸です。また定期的にケトン体を上げる「イントラリポス点滴」と「ビタミンB+ビタミンC+グルタチオン点滴」をおこないます。そしてバター、MCTオイルパウダー、アセチル L-カルニチン500mg×4錠（1日2回に分けて）を摂ることで油が燃えやすくなり、ケトン体が上がりやすくなります。

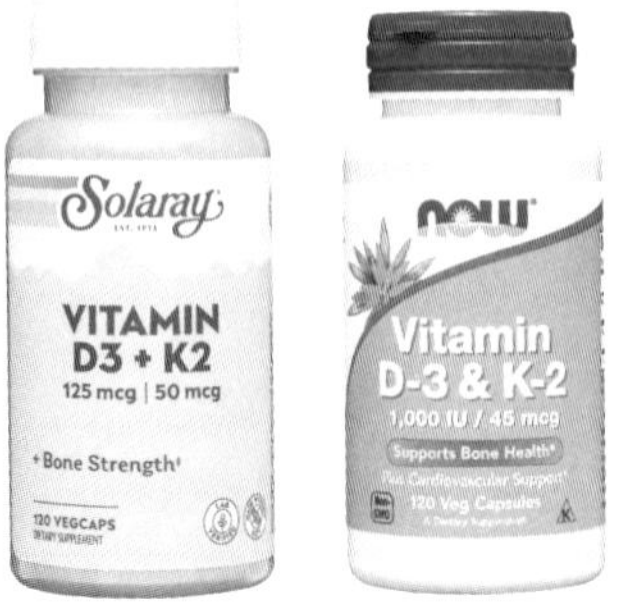

アトピー性皮膚炎

高タンパク／低糖質食の食事とプロテイン20g×2回をつづけると、肌の不調が改善します。油はバターにして、塩は「ぬちまーす」「雪塩」に替えましょう。鉄、ビタミンC、ナイアシンアミド、マグネシウムも開始しましょう。

新しい皮膚が生まれて、古い皮膚がはがれ落ちるサイクルをターンオーバーといいます。20歳なら28日、50歳なら100日、70歳なら200日です。必要な栄養素が十分にあると、3回のターンオーバーで改善します。20歳なら3か月、50歳なら1年、70歳なら2年になります。

花粉症

春先につらくなる花粉症に効果的なのは、「ビタミンD3&K2」のサプリメントです。4～6錠（1日1回）を飲みます。改善すれば1～2錠に減量します。

ナイアシン（フラッシュフリー）640mg×3錠（1日3回に分けて）で開始し、6錠を目標に増量します。ビタミンC1000も3～6錠（1日3回に分けて）摂取しましょう。

根本治療として、高タンパク／低糖質食、よい油とよい塩を1年つづけたら治ります。かつて私も花粉症でしたが、今ではすっかりよくなりました。

起立性調節障害（OD）

第2次性徴期には、鉄とタンパク質の需要が高まります。ODの患者層は小学校高学年、中学生、高校生です。全員、タンパク不足で低フェリチンです。食が細い子がとても多く、大食漢という子は、ほとんどいません。

治療はタンパク質と鉄を満たすことに集中させるため、プロテイン10～20g×2回、高タンパク食（卵、肉）と鉄を摂ります。メンタル不調がある場合はナイアシンアミド、PMSのある女子にはビタミンCとEを併用します。マグネシウムは血圧を下げるため、用いません。

脳の働きをよくしたい

「新ＡＴＰセット」に必須アミノ酸を追加すると、「頭の中の霧が晴れたようにスッキリした」「気分が落ち込まなくなった」「頭の回転が格段によくなった」「段取りよく仕事がこなせる」といった声が聞かれます。子どもも「勉強に集中できるようになった」「短時間で宿題を片付けるようになった」「成績が急に上がった」という声を多くいただきます。

必須アミノ酸のサプリメントはＥＡＡ、処方薬はＥＳポリタミンがあります。統合失調症、躁うつ病、認知症、パーキンソン病などにも有効だと思われます。ＥＡＡおよびＥＳポリタミンは１日２ｇ×４回までが上限です。

夜尿症

子どもの「おねしょ」は成長とともに治りますが、わずかながら成人でも解消しない人がいます。夜尿症にはプロテイン＋鉄、ナイアシンアミドが著効します。当院でも30以上の症例がありますが、すべてピタリと止まりました。

ナイアシンアミドが苦くて飲めないという場合、フラッシュフリーのナイアシンを選択します。６歳以下は、ナイアシンアミド５００mg×３錠（1日3回に分けて）、もしくはフラッシュフリー６４０mg×２錠（1日2回に分けて）。７歳以上では、ナイアシンアミド５００mg×６錠（1日3回に分けて）、もしくはフラッシュフリー６４０mg×４錠（1日2回に分けて）を投与します。

糖質まみれ

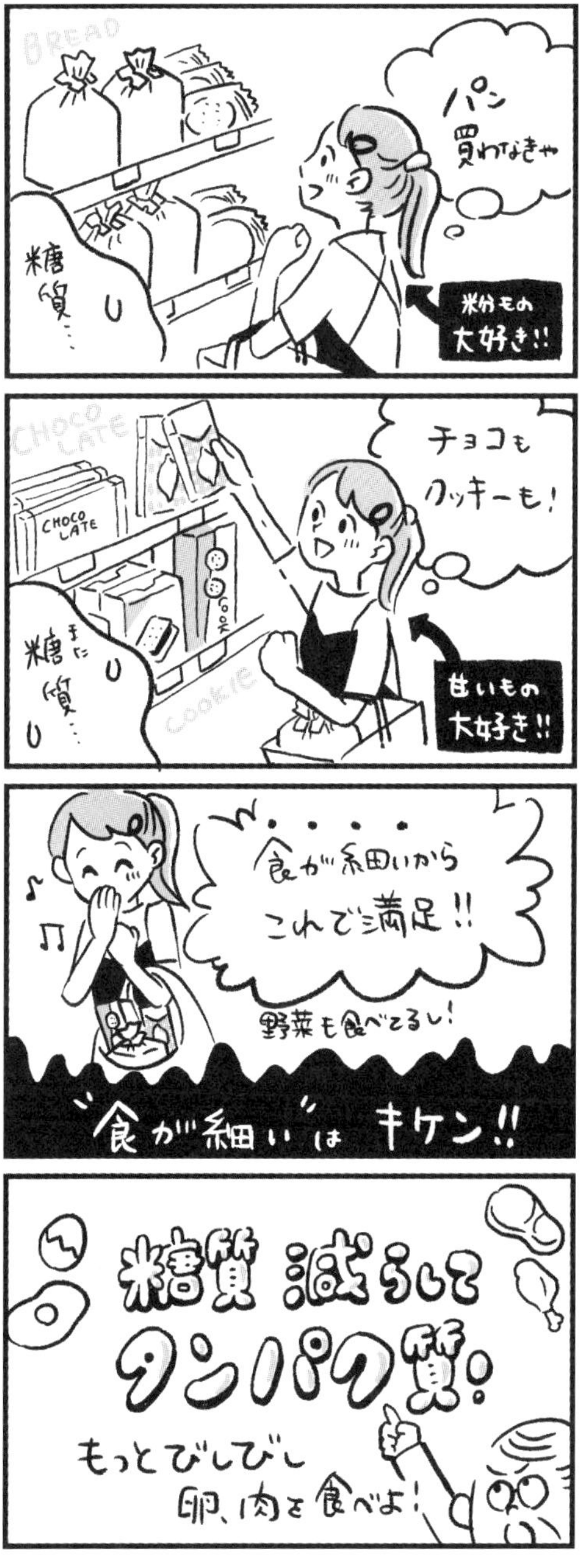
BREAD
パン
買わなきゃ
糖質…
粉もの
大好き!!
CHOCO LATE
CHOCO LATE
チョコも
クッキーも!
糖 また 質…
COOKIE
甘いもの
大好き!!
・・・・
食が細いから
これで満足!!
野菜も食べてるし!
"食が細い"は キケン!!
糖質 減らして
タンパク質!
もっとびしびし
卵、肉を食べよ!

慢性関節リウマチ

手足の関節に腫れや痛みを伴う慢性関節リウマチには、高タンパク／低糖質食、プロテイン、鉄、「新ＡＴＰセット」、ナイアシンアミド、そしてビタミンＡ、Ｄ、セレンが有効です。

オーソモレキュラーは鉄とタンパク不足がない欧米人が対象であるため、ナイアシンアミドもしくはナイアシンが第1選択となっています。日本人は鉄とタンパク不足の改善が最優先ですので、まずはプロテインを1日20g×2回飲めることが先決です。プロテインを飲めないのに、サプリだけを増やしても効果はありません。

マグネシウム不足型ＡＤＨＤとナイアシン不足型ＡＤＨＤ

多動や不注意が起こるＡＤＨＤの治療は、プロテイン、鉄、ナイアシンアミドが効果的です（ホッファーはこれにビタミンＣを加えていました）。有効率は約90％です。

しかし稀にナイアシンアミドでハイテンションとなり、逆に落ち着きがなくなることもあります。この場合はいったんナイアシンアミドを中断し、マグネシウムを追加すると、落ち着くことが多くあります。その後、ナイアシンアミドをはじめれば、ハイテンションにはなりません。ＡＤＨＤには「マグネシウム不足型」と「ナイアシン不足型」があるという結論です。

ADHDの治療とリウマチの治療は同じ

どちらの疾患も、高タンパク／低糖質食＋プロテイン×2回、鉄が基本です。ナイアシンアミドとマグネシウムが必要ですが、「マグネシウム不足型」と「ナイアシン不足型」があります。

リウマチ患者は成人なので、ビタミンC1000、B50、E400、亜鉛も摂取したほうが効果的です。一方、ADHDは主に子どもなので、必要最少量の組み合わせで継続します。子どもに欲張ってたくさんのサプリを飲ませようとして、必須のプロテイン＋鉄を飲まなくなっては、元も子もありません。

レストレスレッグス（むずむず脚）症候群

レストレスレッグス（RLS）の治療には、ビ・シフロール、ランドセン、レグナイトあたりの薬物が使われます。原因は鉄欠乏性貧血の合併が極めて多いので、多くはプロテインと鉄で改善します。

しかし、稀にどうしても改善しない人がいます。その場合、マグネシウム200mg×2錠（1日2回に分けて）を追加すると、とても効果があります。飲みはじめて数日で鎮まったというケースが多数あります。

しもやけ、あかぎれの治療

冷たい刺激で血管が収縮して血流が悪くなると、しもやけ、あかぎれになります。処方薬はありますが対症療法ですので、根本治療が必要です。

プロテイン＋高タンパク／低糖質食、次にビタミンＣ１０００×６錠（１日３回に分けて）＋ビタミンＥ４００×５錠（１日１回）と、多めに飲みます。ただし動脈硬化のある人は、ビタミンＥをいきなりたくさん飲まないでください。

マグネシウム入浴を毎日おこなえば、マグネシウムの経皮吸収で血管をゆるめ、血流を改善します。マグネシウム（経口）、ナイアシンも効果があります。

動脈硬化のビタミンＥの飲み方

狭心症や脳梗塞など動脈硬化の予防や治療には、プロテイン＋高タンパク／低糖質食、次にビタミンＣ、Ｅ、マグネシウムが必須です。

ただし、すでに動脈硬化のある人がビタミンＥをいきなり多量に飲むと、血栓を飛ばしてしまうリスクがあります。１錠からはじめて、徐々に増やしましょう。具体的には、最初の１週間は、Ｅ４００を週２回１錠服用します。第２週は１日おきに１錠、第３週は毎日１錠を服用します。第４週以降は、毎日２錠を服用しましょう。最終的には２０００ＩＵを目指します。

健康はブームじゃない

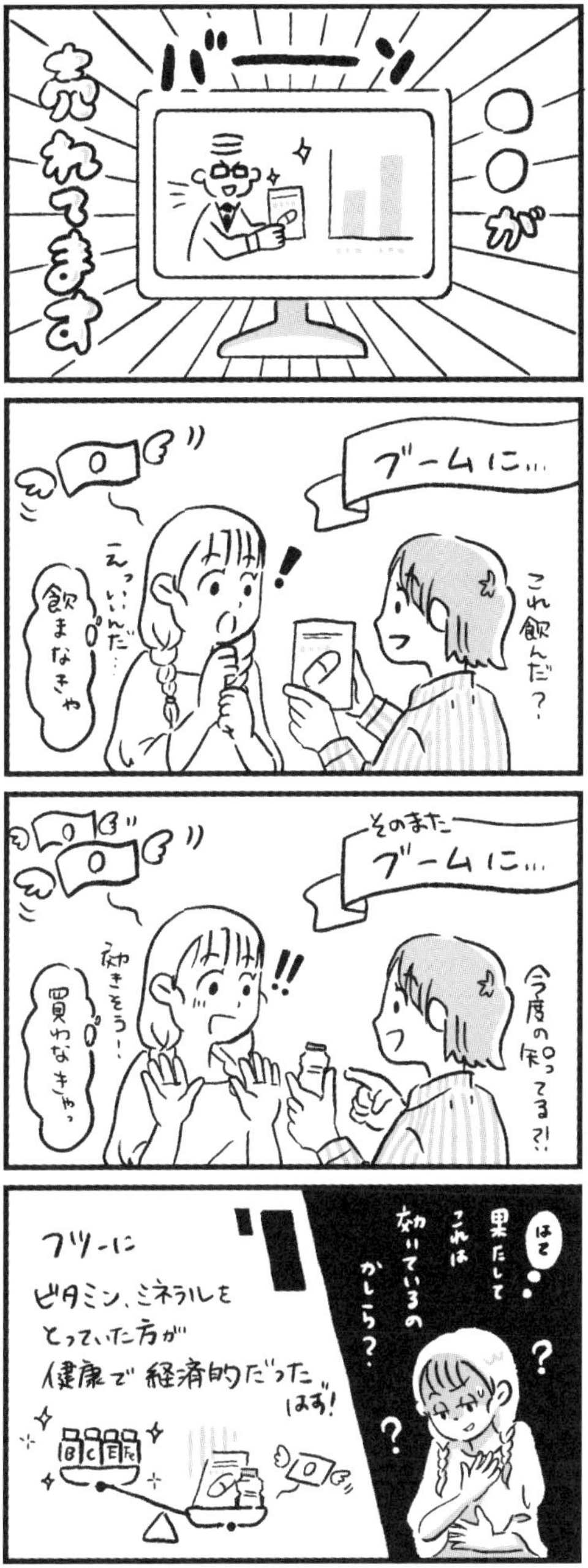
バーーン
○○が
売れてます
ブームに…
これ飲んだ？
えっいいんだ…
飲まなきゃ
そのまたブームに…
今度の知ってる?!
効きそう！
買わなきゃっ
果たしてこれは効いているのかしら？
はて
フツーにビタミン、ミネラルをとっていた方が健康で経済的だったはず！

口唇ヘルペス・帯状疱疹

口唇ヘルペス・帯状疱疹はウイルスが原因で、免疫が下がると発症しやすくなります。早く治すには、ビタミンCが効果的です。30分ごとに2gで開始し、お腹がゆるくなれば1時間ごとに2g、2時間ごとに2gと、ペースを落としていきましょう。

タイムリリースタイプは即効性がありませんので、そうではないビタミンCを選択してください。割高ですが通常のビタミンCの1・5倍の効果がある、リポゾームCを使用すると改善が早いでしょう。もしも効果が不十分な場合は、「ビタミンB＋ビタミンC＋グルタチオン点滴」が有効です。

鼻出血（鼻血）

鼻血が止まらないのは、ほとんどの場合がビタミンK2不足です。頻繁に出る人はビタミンK2の確率的親和力（酵素と補酵素が結合してスムーズに代謝する力）が低い体質だといえます。したがって治療は「ビタミンD3&K2」を1～2錠（1日1回）摂取し、K2の多い納豆を毎日1パック食べましょう。これだけで、ほとんどの人の鼻血は止まります。それでも再発する場合には、ビタミンK2の単剤サプリであるMK-7（100mcg）を2～4錠（1日1回）摂取しましょう。

ワクチン後遺症のメカニズム

ワクチンは生体にとって異物ですから、必要な栄養素を摂らずに不必要なワクチンを何度も打てば、さまざまな症状が出てきます。

糖質摂取が多すぎると、大量の栄養素が消費されて枯渇します。マグネシウムが枯渇すると、高血圧、筋肉の痙攣、不随意運動などが生じます。ビタミンB類が枯渇すると、ATP不足で倦怠感や疲労感が生じます。ビタミンCが枯渇すると、コラーゲン形成障害、内出血を生じます。ビタミンEが枯渇すると、酸化が進み、血流が悪化して血栓ができます。これらはワクチン後遺症の症状に重なっています。

ワクチン後遺症対策

不要なワクチンを何度も打った場合は、解毒する必要があります。解毒とは、体内の異物を体外に排出することです。体内の異物は、酵素反応によって体外に排出されます。酵素反応は主酵素（タンパク質）、補酵素（ビタミン）、補因子（ミネラル）によってもたらされます。「新ATPセット」、ナイアシンアミド、NAC（N-アセチルシステイン）を服用することで、ワクチン毒は解毒できます。

具体的な症状、疑問点が生じたときは……

こてつ名誉院長のブログ　https://ameblo.jp/kotetsutokumi/

ほぼ毎日、更新しているブログです。

症例をはじめ、サプリメントや栄養療法についての最新情報をアップしています。患者さんからいただいた言葉なども紹介しています。テーマ別にまとめていますので、読みたい内容にたどり着きやすくなっています。健康自主管理に大いにお役立てください。

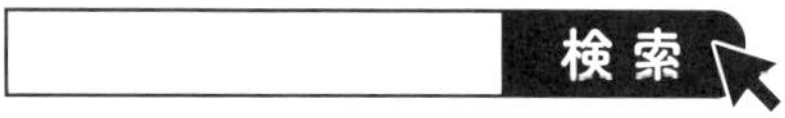

知りたいことを検索してみよう。

あなたが抱えている悩みや症状を、私のブログで検索してみてください。
改善した症例などの記事を見つけることができますので、参考にしてください。

検索ワード例

うつ病／パニック障害／強迫性障害
双極性障害／起立性障害／ADHD
自閉症／チック症／トゥレット症候群
不登校／統合失調症／貧血／過食症
摂食障害／肥満／不眠症／リウマチ
シェーグレン症候群／月経前症候群（PMS）
がん／アルコール依存症／アトピー性皮膚炎
認知症／パーキンソン病

……etc.

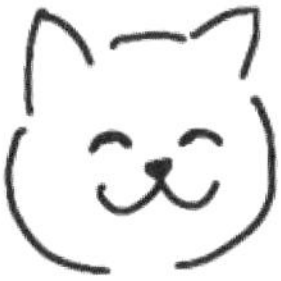

終章

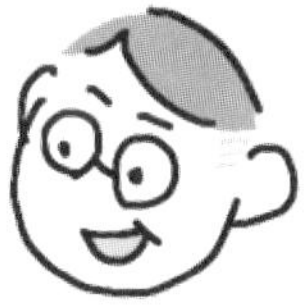

自分で治す栄養療法まとめ

プロテインは
詰め替えボトルに
保管しておくと便利。

朝の食事は……

パンや白米といった炭水化物（糖質）を減らす。
卵料理を意識する
（目玉焼き、スクランブルエッグ、ゆで卵など）。
1日を通じて、食事では卵3個、肉200gを食べる。

メンタル不調や不眠がある際は……

ナイアシンアミド

1日1500mg（朝昼夕に500mgを1錠ずつ）で開始。
1週間後からは3000mg（朝昼夕に500mgを2錠ずつ）に増量し、以降も継続する。吐き気や眠気が生じた際は、減量する。

初期は朝に1錠（500mg）を飲む。慣れたら朝に2錠を飲む。

ナイアシンアミドの代わりにナイアシンを用いてもよい（ただしフラッシュが生じないノーフラッシュ、フラッシュフリーのナイアシンを用いる）。

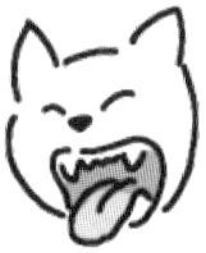

朝

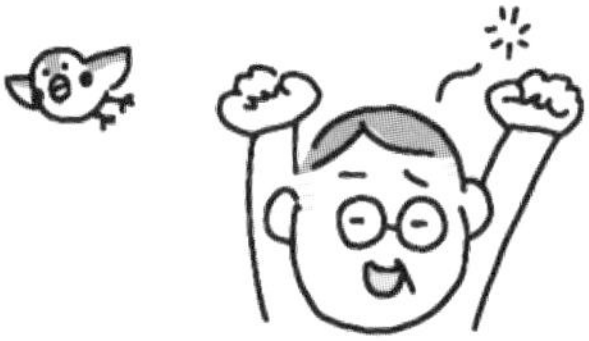

Pro　プロテイン

1日20g(60cc)×2回(朝夕)
　朝に20g(60cc)を飲む。

Mg　マグネシウム

1日の必要量は400〜800mg
100mgなら1日4錠(朝夕に2錠ずつ)
　朝に2錠を飲む。

B　ビタミンB群

1日の必要量は100〜300mg
B50コンプレックスなら1日2錠(朝夕に1錠ずつ)
　朝に1錠を飲む。

C　ビタミンC

1日の必要量は3000〜9000mg
C1000なら1日3錠(朝昼夕に1錠ずつ)
　朝に1錠を飲む。

E　ビタミンE

1日の必要量は400〜800IU
E400(ミックストコフェロール)なら1日1錠(朝に1錠)
　朝に1錠を飲む。

メンタル不調や不眠がある際は……

ナイアシンアミド

初期は昼に1錠(500mg)を飲む。慣れたら昼に2錠を飲む。

ナイアシンアミドの代わりにナイアシンを用いてもよい
(ただしフラッシュが生じないノーフラッシュ、フラッシュフリーのナイアシンを用いる)。

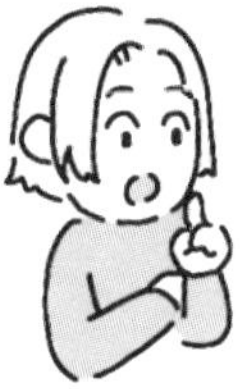

Q プロテイン20gを2回(朝夕)摂ってますが、昼は摂らなくても大丈夫ですか?

A 昼も摂れるようでしたら、ぜひ摂ってください。コンビニなどで買える飲料タイプのプロテインを用いるといいでしょう。体を動かしたり、多忙やストレスで疲れがたまったりしている際は、昼も必ずプロテインを摂るようにしてください。

Q 昼用のサプリを忘れてしまうことが多く、昼は摂取できません……

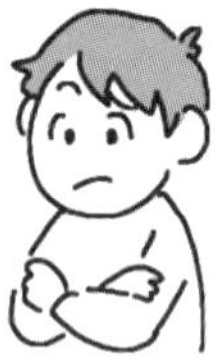

A 携行が面倒であれば、オフィスのデスクにビタミンCのボトルを常備しておきましょう(メンタル不調がある際は、ナイアシンアミドも)。昼食後、あるいは心身が疲れた際は、ビタミンCを随時飲んでください。

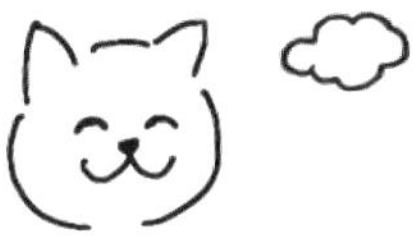

昼

C　ビタミンC

1日の必要量は3000～9000mg
C1000なら1日3錠（朝昼夕に1錠ずつ）
　昼に1錠を飲む。
　ビタミンCは勤務中のストレスや疲労防止にもなるので必ず摂取する。

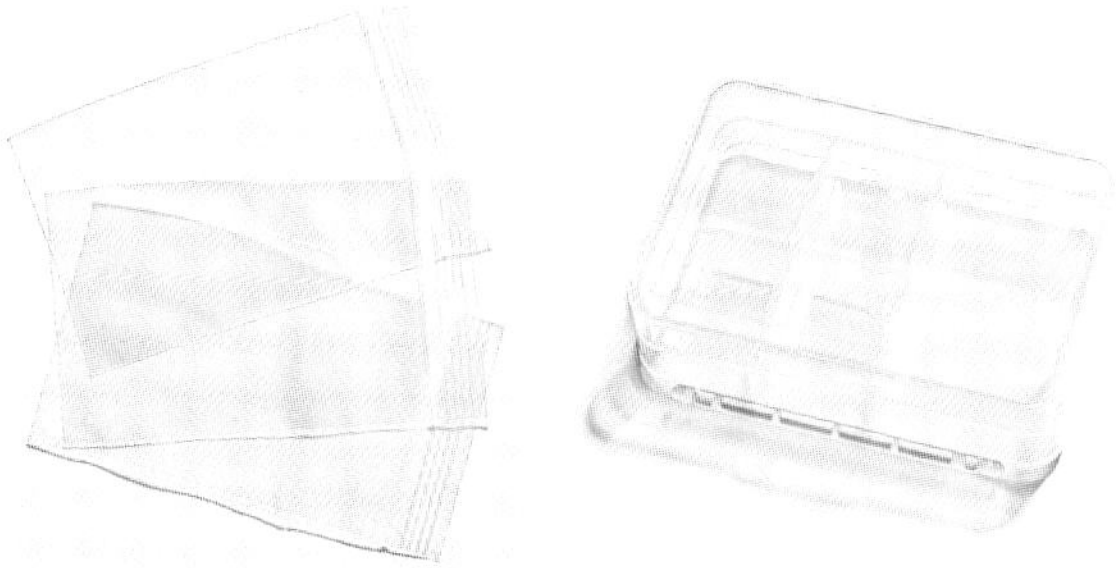

昼のサプリを携行するには、口の閉まるビニールやタブレットケースが便利です。

昼の食事は……

パンや麺類など、炭水化物（糖質）の多い食事を避ける。

卵や肉の摂取を意識する（オムレツ、生姜焼きなど）。

1日を通じて、食事では卵3個、肉200gを食べる。

夜の食事は……

1日の疲れから、炭水化物（糖質）をたくさん摂りたくなるものの、できる限り糖質を減らす習慣をつけましょう（大盛りごはん、食後のスイーツをやめるなど）。

卵や肉料理を意識する。牛肉、豚肉、鶏肉をローテーションにするといいでしょう。

1日を通じて、食事では卵3個、肉200gを食べる。

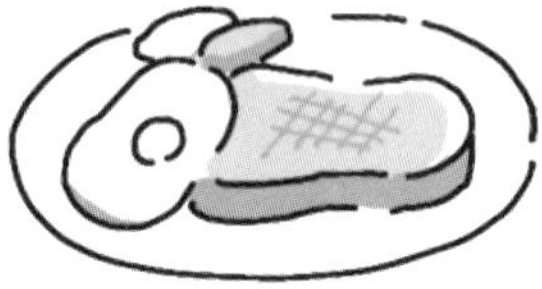

メンタル不調や不眠がある際は……

ナイアシンアミド

初期は夕に1錠（500mg）を飲む。慣れたら夕に2錠を飲む。

ナイアシンアミドの代わりにナイアシンを用いてもよい
（ただしフラッシュが生じないノーフラッシュ、フラッシュフリーのナイアシンを用いる）。

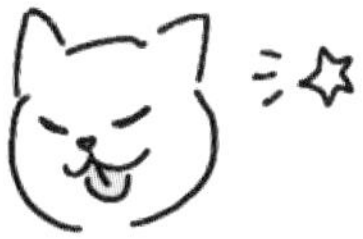

夕

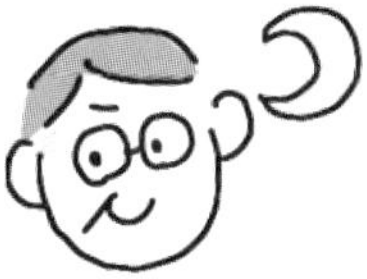

Pro プロテイン

1日20g(60cc)×2回(朝夕)
　夕に20g(60cc)を飲む。

Fe 鉄

1日の必要量は約100mg
Nowアイアン36mg(キレート鉄)なら1日3錠(夕に3錠)
　夕に3錠を飲む。
　「フェリチン値150」に達していれば、女性(18〜50歳)は鉄の摂取を半量に(1日50mgが目安)。値をクリアしていれば、男性・高齢女性は鉄の摂取を終了。

Mg マグネシウム

1日の必要量は400〜800mg
100mgなら1日4錠(朝夕に2錠ずつ)
　夕に2錠を飲む。

B ビタミンB群

1日の必要量は100〜300mg
B50コンプレックスなら1日2錠(朝夕に1錠ずつ)
　夕に1錠を飲む。
　B50は夜遅い時間に飲むと不眠になることがあります。
　夕方はできるだけ早い時間帯に飲むようにしてください。

C ビタミンC

1日の必要量は3000〜9000mg
C1000なら1日3錠(朝昼夕に1錠ずつ)
　夕に1錠を飲む。

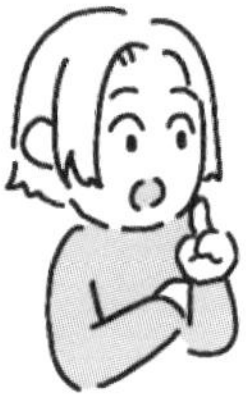

Q 骨の形成、丈夫な体という意味では、マグネシウムよりもカルシウムが重要ではないですか？

A 日本人の食生活はカルシウム不足として、これまで摂取が推奨されてきました。カルシウム強化の製品も多くあります。カルシウムとマグネシウムの必要量は「1:1」です（実際は「1:2～3」の割合でマグネシウムのほうが必要）。どちらかが不足すると、互いの効果を打ち消します（拮抗作用）。カルシウム過剰、マグネシウム不足に、目を向ける必要があります。

Q 何よりカルシウムを多く摂ったほうがいいと思っていました……。

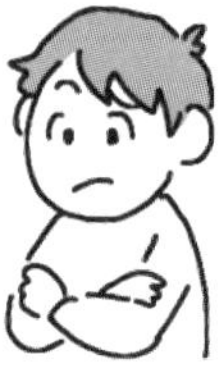

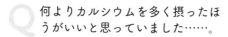

A その分、マグネシウムもたくさん摂らなければ意味がありません。カルシウム過剰によって不調も生じます。主なものとして、中高年に多い肩・腕などの痛み、肩関節石灰沈着症が挙げられます。本来であれば、不要なカルシウムは尿とともに排出されますが、年齢とともに尿から排出しきれなかったカルシウムが、血管壁や関節内などに蓄積してしまいます。牛乳はカルシウムが非常に多く、マグネシウムは極めて少ないので、飲みすぎないことも重要でしょう。

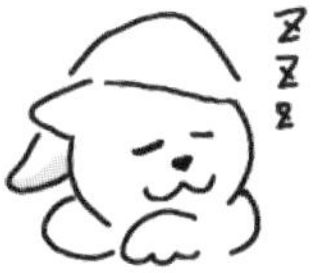

就寝前

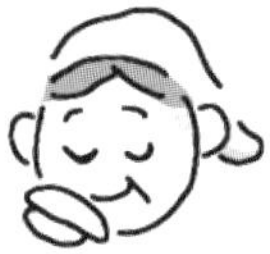

塩化マグネシウム風呂に浸かる

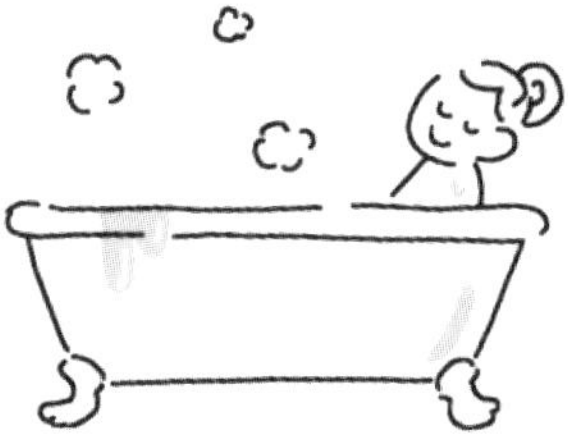

塩化マグネシウム（ニチガ「死海の塩」）を湯船に計量カップ1杯（200ml）入れる。

お湯の温度は39〜41℃くらいが適温。5分以上はお湯に浸かる。

マグネシウムは肌からすぐに吸収されるので、入浴後に体を洗い流してもOK。

風呂上がりに塩化マグネシウムを体に塗る

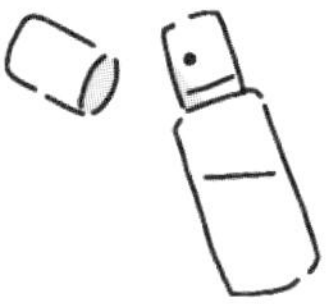

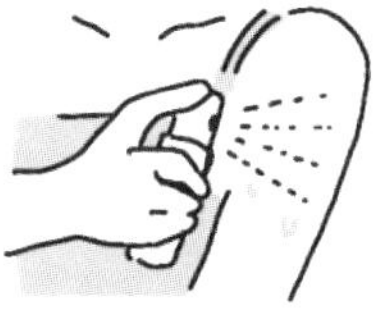

スプレーボトルに塩化マグネシウムを入れて、水に溶かしておく。

風呂上がりに数回スプレーして、液体を肌に（手で擦り込むように）塗る。

体に痛みがある際は、その患部にしっかり塗る（首回り、肩、腕、腰、膝など）。

肌荒れや皮膚に傷があると沁みるので、その際は濃度を薄めて用いる。

おわりに

医師が提唱する健康法はいくつもあります。本もたくさん出ています。でも健康法の説得力は、臨床がすべてではないでしょうか。その医師の治療によって、どれだけの患者さんがよくなったのか、です。

本書で述べたメソッドは、そこが土台です。

ただし理解して終わり、ではいけません。やってみないと、はじまりません。とにかくプロテインを飲むという、実践の第一歩が何よりも重要です。

基本の栄養を摂りはじめると、「あれ？」と思うでしょう。「朝の目覚めがよくなった」「疲れを翌日に持ち越さなくなった」「風邪を引かなくなった」「お肌の調子がよくなった」など、重くてだるかった体調が軽くなっている気がすると思います。

自分の体の声を聞いてみることが大事です。体の声を聞くとは、自分自身の状態をよく知ること。体や心の調子をよく観察してつかむ、ということです。些細な不調が大きな病気のはじまりであった、ということはよくあります。逆に少しずつ体調がよくなっていると感じることは、小さな自信につながり、つづけていこうというモチベーションの源泉になります。

そう、はじめることの次には、つづけることが大切です。勉強や習い事の向上と同じく、「習慣化する」ということが何よりも重要なのです。

そのためには、「朝食の後には必ず飲む」とか、「すぐ手に取れる場所にビタミンを置いておく」など、習慣化するための小さな工夫もしてみてください。

プロテインとサプリメントはストックしておくことも生活の知恵です。まとめ買いのほうが安くなるケースも多いですし、うっかり切らしてしまって、そこから遠のいてしまうこともあります。ご自宅では災害対策で保存食を常備されているご家庭も多いと思いますが、飲料水とセットでプロテインやサプリメントをストックしておいてはいかがでしょうか。万が一の緊急時でも、糖質ばかりのクラッカーやおかゆより、タンパク質を摂ることが大切なのはいうまでもありません。

もし、ムカムカするとか、お腹の調子が悪くなる場合は、これまでのタンパク不足のせいで消化吸収が追いついていない、ということが考えられます。焦ってビタミンサプリを大量に飲みすぎている場合もあります。一方でフラフラするという場合は、糖質を一気に減らしすぎているということも考えられます。

その場合も、プロテインや糖質の量を調節したり、自分の体調を省みたりしながら、自分にとってよいスタイルでつづけていくことが重要です。栄養不足の年数が長ければ長いほど、回復には時間がかかります。優先順位を間違えないようにしながら、気長につづけていくことが大切です。

栄養療法をつづけていけば、医師や薬に頼らなくても、自分で自分のドクターになることができます。健康は自主管理です。病院や医師は「検査や緊急時に利用する」くらいに考えればいいのではないでしょうか。

ちなみに本書のイラストに登場する柴犬のこてつは、我が家の愛犬です。当クリニックの「名誉院長」と勝手に呼んでいます。こてつはタンパク質をもりもり摂って、今日も元気です。いつもご機嫌で尻尾を振っている犬と触れ合っていると、人間も見習わなくてはいけないと感じます。

栄養をしっかり摂って機嫌よく生きることは、本当に大切なことです。私たちも心と体を軽やかにして、機嫌よく、明るく生きていきましょう。

藤川徳美

参考文献

1）三石巌：健康自主管理システム1 ～ 5（阿部出版）

2）三石巌：全業績1 ～ 27（現代書林）

3）山本義徳：アスリートのための最新栄養学（上、下）（NextPublishing Authors Press）

4）山本義徳：アスリートのためのサプリメント事典（上、下）（NextPublishing Authors Press）

5）山本義徳：効率よく筋肉をつけるための山本式・アスリート栄養学（上、下）（永岡書店）

6）キャロリン・ディーン（藤野薫・訳、奥村崇升・監修）：奇蹟のマグネシウム（熊本出版文化会館）

7）マイケル・ジャンソン（大沢博・訳）：今日からあなたもビタミン革命（中央アート出版社）

8）マーク・サーカス：経皮マグネシウム療法：筋トレと糖質制限で不眠症になった訳者が辿り着いた答え（Kindle版）

9）Abram Hoffer, Andrew W. Saul: Orthomolecular Medicine for Everyone: Megavitamin Therapeutics for Families and Physicians.

10）Helen Saul Case: Orthomolecular Nutrition for Everyone: Megavitamins and Your Best Health Ever.

11）Abram Hoffer, Andrew W. Saul, Harold D. Foster: Niacin: The Real Story; Learn About the Wonderful Healing Properties of Niacin.

12）Steve Hickey, Andrew W. Saul: Vitamin C: The Real Story: The Remarkable and Controversial Healing Factor.

13）Michael J. Gonzalez, Jorge R. Miranda-Massari, Andrew W. Saul: I Have Cancer: What Should I Do?: Your Orthomolecular Guide for Cancer Management.

14）Andrew W. Saul: Orthomolecular Treatment of Chronic Disease: 65 Experts on Therapeutic and Preventive Nutrition.

15）Andrew W. Saul: Doctor Yourself: Natural Healing That Works.

16）Abram Hoffer: Healing Children's Attention & Behavior Disorders: Complementary Nutritional & Psychological Treatments.

17）Abram Hoffer, Andrew W. Saul: The Vitamin Cure for Alcoholism: Orthomolecular Treatment of Addictions.

18）Roger J. Williams. A Physician's Handbook on Orthomolecular Medicine .

19）Roger J. Williams. Biochemical Individuality: The Basis for the Genetotrophic Concept.

著者の本

藤川徳美：うつ・パニックは「鉄」不足が原因だった（光文社新書）

藤川徳美：分子栄養学による治療、症例集（NextPublishing Authors Press）

藤川徳美：うつ消しごはん（方丈社）

藤川徳美：薬に頼らずうつを治す方法（アチーブメント出版）

藤川徳美：精神科医が考えた！うつも消える！心を強くする食事術（宝島社）

藤川徳美：薬に頼らず子どもの多動・学習障害をなくす方法（アチーブメント出版）

藤川徳美：すべての不調は自分で治せる（方丈社）

藤川徳美：医師が教える！不調を自分で治す実践レシピ（世界文化社）

藤川徳美：メガビタミン健康法（方丈社）

藤川徳美：若さを保つ栄養メソッド（方丈社）

藤川徳美：天才ごはん（方丈社）

藤川徳美：うつ病の名医が教える 心と体が元気になるレシピ（宝島社）

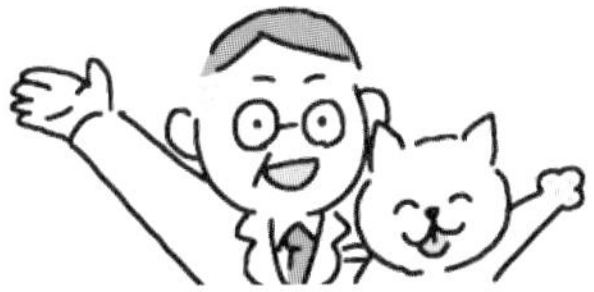

藤川徳美

精神科医、医学博士。1960年、広島県生まれ。1984年、広島大学医学部卒業。広島大学医学部附属病院精神神経科、県立広島病院精神神経科、国立病院機構賀茂精神医療センターなどに勤務。うつ病の薬理・画像研究や、MRIを用いた老年期うつ病研究を行い、老年発症のうつ病には微小脳梗塞が多いことを世界に先駆けて発見する。2008年に「ふじかわ心療内科クリニック」(広島県廿日市市)を開院。うつ病をはじめとした気分障害、不安障害、睡眠障害、ストレス性疾患、摂食障害、認知症、子どもの発達障害や起立性調節障害などの治療に携わる。高タンパク/低糖質食を中心とした栄養療法で目覚ましい実績を上げている。著書に『うつ・パニックは「鉄」不足が原因だった』(光文社新書)、『うつ消しごはん』『すべての不調は自分で治せる』『メガビタミン健康法』『若さを保つ栄養メソッド』『天才ごはん』(方丈社)、『薬に頼らずうつを治す方法』『薬に頼らず子どもの多動・学習障害をなくす方法』(アチーブメント出版)、『心を強くする食事術』『心と体が元気になるレシピ』(宝島社)、『分子栄養学による治療、症例集』(NextPublishing Authors Press)などがある。

Facebook
https://www.facebook.com/tokumi.fujikawa
こてつ名誉院長のブログ
https://ameblo.jp/kotetsutokumi/

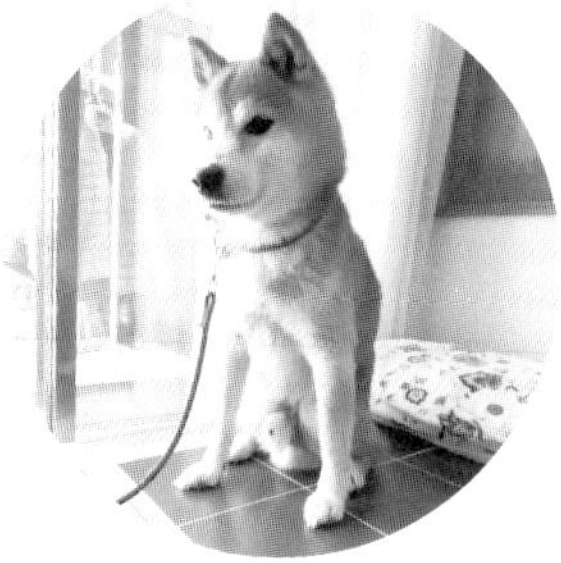
陶板浴でリラックス中のこてつ

サプリメントの購入
iHerb　https://jp.iherb.com
iHerbのウイッシュリスト
(著者の推奨サプリメント。Facebookや旧ツイッター「X」の先頭固定記事にしています)
https://jp.iherb.com/ugc/wishlist?id=f31ee5c9-6e7b-4bb7-a694-9eb268dc7c90&fbclid=IwAR0JRsEy7hbwgtd4NehVZggWlCBnwYW45zkRN3cqO2BC61agWgKqA57-gFU
(紹介コードJZD352を使えば5%割引となります)

誰でもわかる図解版
すべての不調は自分で治せる

2024年7月4日　第1版第1刷発行

著　者　藤川徳美

デザイン　八田さつき
イラスト　うえのまきこ
撮　影　落合星文
DTP　山口良二
編集協力　林ユキ
編　集　小村琢磨・清水浩史
発行人　宮下研一
発行所　株式会社方丈社
〒101-0051
東京都千代田区神田神保町1-32　星野ビル2F
Tel.03-3518-2272 / Fax. 03-3518-2273
https://www.hojosha.co.jp
印刷所　中央精版印刷株式会社

ISBN978-4-910818-17-7